上海市中医药事业发展三年行动计划（2018—2020 年）
治未病科服务能力建设项目
ZY（2018—2020）-ZWB-1001

民俗与中医
（崇明篇）

主　编　麻志恒
副主编　倪建俐　虞伟琴
编　委（按姓名拼音排序）
高　玲　郭　震　黄美琴
陆　俊　倪　烨　沈　瑜
王　恒　王　静　肖　晓
徐三彬　杨　娟　张　飚
张汉新　朱美文

上海浦江教育出版社
（原上海中医药大学出版社）

图书在版编目 (CIP) 数据

民俗与中医 . 崇明篇 / 麻志恒主编 .—上海：上海浦江教育出版社有限公司，2021.5

ISBN 978-7-81121-708-7

Ⅰ.①民…　Ⅱ.①麻…　Ⅲ.①中国医药学—文化—介绍—崇明县　Ⅳ.①R2-05

中国版本图书馆 CIP 数据核字（2021）第 069686 号

MINSU YU ZHONGYI（CHONGMING PIAN）

民俗与中医（崇明篇）

上海浦江教育出版社（原上海中医药大学出版社）出版发行

社址：上海海港大道 1550 号上海海事大学校内　邮政编码：201306

分社：上海蔡伦路 1200 号上海中医药大学校内　邮政编码：201203

电话：（021）38284912（发行）　38284923（总编室）　38284910（传真）

E-mail: cbs@shmtu.edu.cn　URL: http://www.pujiangpress.cn

上海商务联西印刷有限公司印装

幅面尺寸：140 mm × 203 mm　印张：5.75　字数：102 千字

2021 年 5 月第 1 版　2021 年 5 月第 1 次印刷

策划编辑：倪项根　责任编辑：倪项根　封面设计：孔庆虎

定价：48.00 元

前言

步入中医之门20余年，叹中医药学的博大精深，唯有每日孜孜不倦，涉猎群书，方感无愧于这神圣的职业生涯。中医学有数千年的历史，是中华民族在长期的生产生活实践中认识生命、维护健康、战胜疾病的宝贵经验总结，是中国传统文化的结晶。正是得益于历代先民留下来的思想精神和生活习俗，才有了中医学这门学科。

踏上崇明岛10余载，感崇明民俗文化的源远流长，只有每天手不释卷，触类旁通，才能不负于成就我的这片热土。民俗文化，是民间民众的风俗、生活文化的统称，也指一个国家、民族、地区中集居的民众所创造、共享、传承的风俗习惯，其与人们的生老病死、衣食住行、礼仪信仰、社会风尚等密切相关。

“崇明人猜天，江西人识宝”“崇明人猜天，海门人种田”，这些谚语是我作为一名新崇明人，在诊疗活动中常听到的。由于医生这一特殊的职业，工作之余，在好奇心的驱使下，我会涉猎一点当地的谚语、民俗习惯、歇后语等。渐渐地，在和广大民众的接触中，深感普通百姓对中医的热爱，同时，也感觉大家对中医、中药有一些误解。作为一名中医人，怎么样把大家耳熟能详、喜闻乐见的谚语、风俗，跟博大精深、源远流长的中医学结合起来，在理解民俗谚语的基础上，逐步达到领会中医精髓、学会中医常识、掌握中医基本技能的目的，是我一直思考的问题。

从中医学发展而论，原始医药与民俗同源，丰富的民间医事、富有特色的疗法，与中医学一脉相承，形成了我国独特的医学理论体系和医疗传统。从民俗中挖掘中医药文化，有利于中医药在民间的普及，让中医药核心价值熔铸于人们日常生活、养生保健、医疗卫生活动之中，也是对中医的继承、发展和创新。

荣幸的是，这种想法得以被纳入“上海市中医药事业发展三年行动计划（2018—2020）治未病科服务能力建设项目”，并得到了崇明区科学技术委员会、崇明区科学技术协会、崇明中医药学会、上海交通大学医学院附属新华医院崇明分院等有关部门的重视，并给予了经济上的大力支持。鉴于民众与作者们的兴趣与热情，在既往编著《词里藏医》的基础上，我们参考崇明民俗学等相关著作，特别是《崇明方言笔记》，结合中医药学的相关文献，最终汇集成《民俗与中医（崇明篇）》，如今将正式出版。

尽管我们下笔三思，斟酌增删，但因为民俗学、中医学本身都是一门包罗万象的科学，要想详尽阐释其中的道理，非一本书所能及。对方言发音的不同表述、对民俗习惯的不同理解、对中医学的不同认识等，都会使本书在编撰过程中存在不完美之处，希望广大读者朋友不吝赐教，将错误告知我们，以便我们及时予以修正。

麻志恒

2021 年 1 月于上海崇明岛

目录

风俗习惯篇

民间谚语篇

歇后语篇

特色动植物篇

人体结构篇

疾病及诊治篇

风俗习惯篇

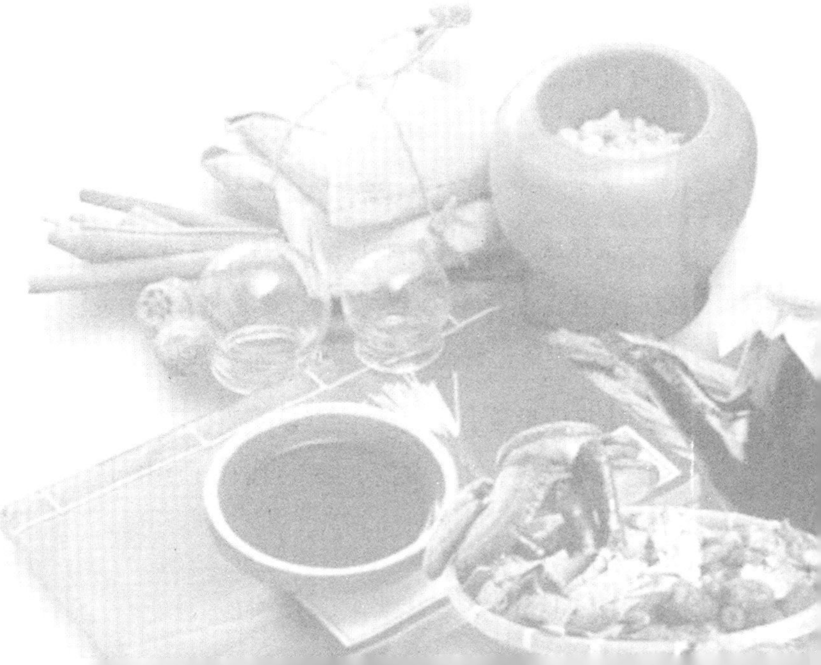

1. 端午节，插艾蒿

【俗语解释】

崇明农历的五月初五，即端午节，大家都有吃粽子、插艾草、挂香包、喝雄黄酒的风俗习惯。

【中医延伸】

艾草、苦蒿等这些乡间野草，在中医药视野里具有较高的药用价值。

艾草又称香艾、苦艾，以叶入药，性温、味苦、无毒，秉纯阳之性，通十二经、走三阴；芳香温散，可升可降；具有祛湿散寒、止血止痛、温血活血、健胃强壮等功效。可以内服，也可以外用，可以和针灸配合使用，还可以绞汁做成食品。常用于冲任虚寒的月经不调、小腹冷痛、风寒湿痹、寒性腹泻、湿阻等症。

苦蒿，别名鱼胆草、苦艾，全草入药，性苦凉，归肺、胃经，具有清热除湿、泻火解毒的作用，用于急性黄疸型肝炎、牙痛、急、慢性支气管炎、口腔炎、咽喉炎、扁桃体炎、肾炎、疟疾等病症；外用可治眼结膜炎、中耳炎、疮疡、湿疹、外伤出血等。

【临证参考】

艾草苦蒿，生于乡野，随手可取，使用广泛，可谓是穷山沟里飞出的“金凤凰”。

2. 中秋要吃“大团圆”

【俗语解释】

南方中秋节，不光吃月饼，还要吃芋艿、毛豆、鸭子、菱、藕、梨六样东西，故称中秋吃“大团圆”。崇明当地以吃芋艿、毛豆、鸭子、菱、藕为主。

【中医延伸】

芋艿，性平、味甘辛，入肠、胃经。具有消疬散结的功能，治瘰疬、肿毒、腹中块、牛皮癣、汤火伤等。

毛豆，性平、味甘，入脾、大肠经。具有行气宽中、利水消肿、清热解毒、健脾益气的功效。主治疳积泻痢、腹胀羸瘦、妊娠中毒、疮痈肿毒、外伤出血等。

鸭肉，性寒、味甘，能填骨髓、长肌肉、生津血、补五脏，主大补虚劳，消毒热，利小便，除水肿，消胀满，利脏腑，退疮肿，定惊痫。

菱角，性平、味甘、涩。具有补脾胃、强股膝、健脾益气、利尿通乳、止消渴、解酒毒的功效。

生藕，性寒、甘凉入胃，可消瘀凉血、清烦热、止呕渴。适用于烦渴、酒醉、咳血、吐血等症。妇女产后忌食生冷，唯独不忌藕，就是因为藕有很好的消瘀作用，故民间有“新采嫩藕胜太医”之说。

梨，入肺、胃经，能生津润燥。具有甘凉润肺、清胃化痰的作用，主治热病伤津、热咳烦渴。

【临证参考】

我们想做到膳食平衡，营养全面，就必须饮食多样化，不光是在中秋节，平常也要做到这一点。

3. 宅后头——竹报平安

【俗语解释】

宅后头，为后宅沟，崇明一般在宅子后边种植竹子，取竹报平安之意。

【中医延伸】

竹子可谓全身是宝，可入药的部分有竹叶、竹茹、竹沥、竹卷心、竹黄、竹笋。

竹叶，又称淡竹叶，性寒、味甘淡，入心、肺、胆、胃经，具有清热除烦、生津利尿的功效，用于治疗热病烦渴、小儿惊痫、咳逆吐衄、面赤、小便短赤、口糜舌疮等症。

竹茹，又名淡竹茹、竹皮，为禾本科植物淡竹的茎杆除去外皮后刮下的中间层，成卷曲扭缩丝状团形，入药可生用，亦可将生姜水与竹茹充分拌匀，置锅内微炒制成姜竹茹。其性凉、味甘苦，入胃、胆经，具有清热化痰、除烦止呕的功效，用于治疗痰热咳嗽、胆火挟痰、烦热、惊悸、失眠、中风痰盛、舌强不语、胃热呕吐、妊娠恶阻、胎动不安等症。《药品化义》载："竹茹，轻可去实，凉能去热，苦能降下，专清热痰，为宁神开郁佳品。主治胃热噎膈、胃虚干呕、热呃咳逆、痰热恶心、酒伤呕吐、痰涎酸水、惊悸怔忡、心烦躁乱、睡卧不宁，此皆胆胃热痰之症，悉能奏效。"

竹沥，又称竹汁、淡竹沥，为禾本科植物淡竹的茎用火烤而流出的液汁。性寒、味甘苦，入心、胃经，具有清热化痰、镇惊利窍的功效。《本草备要》载：竹沥"清风降火、润燥行痰、养血益阴、利窍明目。治中风口噤、痰迷大热、风痉癫狂、烦闷消渴、血虚自汗"，为清热化痰之要药，"竹沥行痰，通达上下百骸毛窍诸处。如痰在颠顶可降，痰在胸膈可开，痰在四肢可散，痰在脏腑经络可利，痰在皮里膜外可行"，以竹沥水代茶频饮，连服数日，可治消渴、小便多；竹沥加生姜汁、胆南星末、牛黄调匀，白开水送服，可治小儿惊风、四肢抽搐；治中风痰迷心窍取竹沥、生葛根汁、生姜汁搅匀温服。

竹卷心，又名竹针、竹心，为嫩竹叶卷面而未张开的幼叶，与竹叶性味、功效相同，具有清心除烦、消暑止渴的功效，但清火力较强，多用于温热病心热烦闷、神昏等症。《本草从新》就记载："（竹卷心）清心泻火、解毒除烦、清暑利湿、止渴生津。"用其泡水代茶饮，能治复发性口疮和慢性前列腺炎。

竹黄，又称天竺黄、竹膏，为禾本科植物青皮竹等因被寄生的竹黄蜂咬洞后，于竹节间贮积的分泌液经干涸凝结而成的块状物质。本品自然产出者很少，大多采用火烧竹林的方法，使竹暴热后，竹沥溢在节间凝固而成，然后剖取晾干。其性寒、味甘，具有清热豁痰、凉心定惊的功效，常用于治疗热病、神昏谵语、中风痰迷不语、小儿惊风抽搐、癫痫等症。《本草汇言》载："天竺黄，豁痰利窍，镇惊安神之药也。李氏（时珍）曰，其气味功用，与竹沥大同小异。竹沥性速，直通经络，而有寒滑之功；竹黄性缓，清空解热，而更有定惊安神之妙。"《小儿药证直诀》中的"抱龙丸"和"利惊丸"都有竹黄这味药。

竹笋，为禾本科植物竹的新生嫩芽，按采收季节不同，分为冬笋、春笋和鞭笋（夏季采挖）几种。竹笋营养十分丰富，既可食用，又具有很高的药用价值。其性微寒、味甘，具有益气开胃、清热化痰、通利水道的功效，常用于治疗纳呆食少、肺热咳嗽、消渴等症。唐代名医孙思邈的《千金方》载："竹笋味甘无毒，主消渴，利水道，益气力，可久食。"还有竹衣（金竹竿的内膜）、竹精（新竹管腔内之液汁）等亦可入药。竹衣治喉哑劳嗽，竹精治汗斑（但这两味药临床应用极少）。可以说"竹子全身皆是宝，入药治病把疾疗"。

【临证参考】

现代药理研究表明，竹叶所含的黄酮类化合物和香豆素类内酯，具有良好的抗自由基能力和抗氧化、抗衰老、抗疲劳、降血脂、预防心脑血管疾病、保护肝脏、扩张毛细血管、疏通微循环、活化大脑、促进记忆、改善睡眠、抗癌症、美化肌肤等功效。研究还证实，淡竹叶对金黄色葡萄球菌和绿脓杆菌等有抑制作用。

4. 宅东沟——桃红柳绿

【俗语解释】

宅东沟，宅子东头，崇明一般种植桃树和柳树，取桃红柳绿之意。

【中医延伸】

桃树，在中医中有着重要的药用价值，可谓全身是宝。其花为桃花，具有美容养颜、生津润肠、活血消积等功效，能治疗水肿、脚气、痰多、便秘、闭经等症。其果为桃子，是一种营养价值很高的水果，含有蛋白质、脂肪、糖、钙、磷、铁和维生素 B、维生素 C 等成分。其中含铁量较高，故吃桃能防治贫血。果仁即为桃仁，具有活血祛瘀、润肠通便、止咳平喘的功效，用于闭经痛经、癥瘕痞块、肺痈肠痈、跌扑损伤、肠燥便秘、咳嗽气喘。不光是这些，桃树上经冬不落的未成熟的干燥果子，叫作碧桃干，其味酸、苦，有敛汗涩精、止血止痛的效用。可用于治疗盗汗、遗精、吐血等症。桃树干上流出的树脂又叫桃树胶，具有活血、益气、止渴作用，用于糖尿病、乳糜尿、小儿疳积证的治疗。另外，桃叶、桃树枝均可入药，具有祛风、清热、杀虫等功效，民间还有桃树枝可以辟邪的说法。

柳树一般药用部位为柳树的枝条或柳树叶子，其具有祛风、利尿、止痛、消肿的功效，常用来治疗风湿痹痛、淋病、白浊、小便不通、传染性肝炎、风肿、疔疮、丹毒、齿龋、龈肿等症。

【临证参考】

桃花、柳枝当代中医临床主要入外洗方，可以治疗皮肤病，同时兼有一定的美容作用，内服较少用。

5. 宅西沟——榆树

【俗语解释】

宅西沟，宅子西边，崇明一般在宅子西边种植榆树，“榆”与“余”音同，取“年年有余”之意。

【中医延伸】

榆树素有“榆木疙瘩”之称，为榆科落叶乔木，以果实（榆钱）、树皮、叶、根入药。榆钱，春季未出叶前，采摘未成熟的翅果，去杂质晒干，味微辛，性平。能安神健脾，可用于治疗神经衰弱、失眠、食欲不振、白带过多。树皮，剥下树皮晒干，或夏秋剥下树皮，去粗皮，晒干或鲜用。榆皮、叶味甘、性平，可安神、利小便，用于神经衰弱、失眠、体虚浮肿，外用治骨折、外伤出血。

【临证参考】

榆树目前药用较少，大部分用作木材及种植以美化环境。

6. 宅前沟——槐树

【俗语解释】

宅前沟，宅子前边，崇明一般在宅子前边种植槐树。有人认为“槐”，就是盼望和怀念的意思，人们站在槐树下怀念远方来人，想与来人共谋事情。民间流传“门前一棵槐，财源滚滚来”的民谣，有祈望生财致富之意。

【中医延伸】

槐树原产于中国，又叫中华槐、国槐。槐亦可药用。《本草纲目》云：“槐初生嫩芽，可炸熟水淘过食，亦可作饮代茶。或采槐子种畦中，采苗食之亦良。”《抱朴子》云：“此物至补脑，早服之令人发不白而长生。”《名医别录》云：“服之令脑满发不白而长生。”槐之果实能止血、降压，根皮、枝叶药用，可治疮毒；种子榨油供工业用；槐角的外果皮可提馅糖；槐花又叫槐蕊、槐米，根据临床需要可以加工成炒槐花、槐花炭。槐花的功效是凉血止血、清肝明目，可治肠风便血、痔疮下血、肝热头痛、目赤肿痛。

【临证参考】

脾胃虚寒者慎服槐花。

7.“寄爹（爷）”“寄娘”

【俗语解释】

“寄爹”“寄娘”也称“过房亲”“寄拜亲”。旧社会，父母为了解除孩子的“关煞”，免其蒙难夭折，选择生肖相合者认作寄父母。孩子改姓换名（叫作寄名出姓）后，送往寄父母家祭祖拜灶，事后，仍由生父母抚养。把“干爹”“干妈”唤作“寄爹”“寄娘”。这种习俗在崇明地区尤为多见。

【中医延伸】

中药中也有好多寄生的药物，如常见的菟丝子、锁阳、槲寄生等。菟丝子味甘，性温，归肾、肝、脾经，具有滋补肝肾、固精缩尿、安胎、明目、止泻之功效，始载于《神农本草经》（简称《本经》），被列为上品。锁阳为锁阳科植物锁阳的干燥肉质茎，分布于新疆、青海、甘肃、宁夏、内蒙古、陕西等地，具有补肾阳、益精血、润肠通便之功效，常用于肾阳不足、精血亏虚、腰膝痿软、阳痿滑精、肠燥便秘等症。槲寄生味苦、甘，性平，归肝、肾经，具有滋补肝肾、强筋骨、祛风湿、安胎的功效，用于治疗风湿痹痛、胎动不安、胎漏下血。

【临证参考】

这些寄生药物并不像寄生虫那样可恶，大多是温补的良药，特别是菟丝子、锁阳等。近年来它们在保健品市场热销，但临床使用还得有医师指导。

8. 吃苦草茶蛋

【俗语解释】

崇明人生完小孩，有给产妇吃苦草茶蛋的风俗，现在不仅给生完小孩的产妇吃，凡是女同志出现月经不调、宫寒不孕，甚至白带异常等妇科疾病，也有吃苦草的说法。一般是先把苦草煎汤，然后加入煮熟、去蛋壳的鸡蛋再熬煮，最后可以加入干姜、红糖等，吃的时候可以单吃鸡蛋、单喝汤，或者鸡蛋和汤一起吃。

【中医延伸】

中医学中有一种“苦草”的药，又叫“苦玄参”，主要产于吉林、江苏、广东等地区，大多数在河塘、沟边生长；味苦，性温，无毒；能清热解毒、止咳祛痰、养筋和血；内服用于急、慢性支气管炎、咽炎、扁桃体炎、关节疼痛等症；外治用于外伤出血。

崇明人把苦草等同于中药中的益母草，或者干脆说成是益母草。其实真正的益母草是另一味中药，其味辛苦、性凉，可活血、祛瘀、调经、消水，可治疗妇女月经不调、胎漏难产、胞衣不下、产后血晕、瘀血腹痛、崩中漏下、尿血、泻血、痈肿疮疡。

追根究底，崇明当地使用的所谓苦草，笔者认为应该是蒿类的植物，类似于中药青蒿。中医学认为青蒿能清热解暑、除蒸、截疟，可用于暑邪发热、阴虚发热、夜热早凉、骨蒸劳热、疟疾寒热、湿热黄疸等症，是一种廉价的抗疟疾药。

【临证参考】

同名不同类的植物或者药物有很多，其中，好多药物疗效是长期实践经验总结出来的，临床要辨别使用。

9. 孩子结婚种葱茵

【俗语解释】

“葱茵”是葱与万年青的组合。崇明女孩在出嫁时，娘家人一般把“葱茵”用红纸包在一起，随同女儿一起出嫁，然后种在男方的院子里或者花盆中，寓意爱情长长久久，子孙多福多寿。有时甚至连挖葱茵用的工具也被称为“火钳”，意为日子过得红红火火。

【中医延伸】

葱和茵均可入药。其中葱味辛、性温，归肺、胃经，具有发汗解表、散寒通阳的功效，常用于外感风寒、阴寒内盛、格阳于外、脉微、厥逆、腹泻，外敷可治疔疮痈疔毒。万年青别名可斩蛇剑、冬不凋草、铁扁担、九节连；味苦、微甘，性寒，有小毒；具有清热解毒、强心利尿作用，主要用于防治白喉及其引起的心肌炎、咽喉肿痛、细菌性痢疾、风湿性心脏病、心力衰竭；外用可治跌打损伤、毒蛇咬伤、烧烫伤、乳腺炎、痈疖肿毒。

【临证参考】

葱作为日常调味品之一，除阴虚火旺之人应少服用外，大部分人都可以正常食用，但万年青有小毒，一般很少单独作为药物使用。

10. 吃讲聚

【俗语解释】

吃讲聚是崇明风俗之一，是老百姓在生活闲暇时的一种聚餐方式，以吃羊肉和喝老白酒为主。崇明人常把羊肉羊杂放在一起，烩熟后再加入矮脚青菜，烧上满满一大锅，便为大餐。

【中医延伸】

中医学中羊肉是上等的补品，其味甘、性温，无毒，入脾、肾经，具有补体虚、祛寒冷、温补气血、益肾气、补形衰、开胃健力，补益产妇、通乳止带、助元阳、益精血功效，用于肾虚腰疼、阳痿精衰、形瘦怕冷、病后虚寒、产妇产后大虚或腹痛、产后出血、产后无乳或带下等症。

白酒味辛、甘，性温，能和血通脉、祛寒壮神、宣导药势。用于痹证，如经脉不利、肢体疼痛、拘挛；胸痹、胸阳不宣、胸部隐痛，或胸痛彻背；血瘀或阴寒内盛之证；劳累后体倦神疲、肢体酸痛等症。

【临证参考】

两种食物都属于温性，不适于热性体质或者阴虚阳亢体质过多食用。

11. 立夏吃蛋

【俗语解释】

立夏吃蛋是崇明风俗之一，每逢立夏，人们都要吃煮鸡蛋或咸鸭蛋，认为立夏吃鸡蛋能强健身体。俗有“立夏吃蛋，石头都踩烂”之说。

【中医延伸】

鸡蛋很早就在中国历史文献中留下印记。其有诸多别名，如鸡子（《汉书》）、鸡卵（《山海经》）、鸡弹（《金瓶梅》）、滚头、剥之甩果、黄菜（饮食行业）、咯咯（西南地区）、生玉子（日本）等。鸡蛋又有鸡蛋白与鸡蛋黄之分，《本草纲目》云：“卵白，其气清，其性微寒；卵黄，其气浑，其性温。精不足者，补之以气，故卵白能清气，治伏热，目赤，咽痛诸疾。形不足者，补之以味，故卵黄能补血，治下痢，胎产诸疾。”鸡蛋味甘、性平，归肺、脾、胃经，具有滋阴润燥、补心宁神、养血安胎、解毒止痒等功效，主治热病烦闷、虚劳骨蒸、惊悸失眠、燥咳声哑、目赤咽痛、胎动不安、产后口渴、小儿疳痢、烫伤、疮疖、癣痒。鸭蛋，性凉、味甘咸，入肺、胃经，能滋阴清热、生津益胃，主治肺阴亏虚、干咳少痰、咽干而痛、胃阴亏虚、口干而渴、干呕、大便干燥等症。另鹌鹑蛋味甘、性平，有补气益血、祛风湿、强筋壮骨、强身健脑、丰肌泽肤等功效。

【临证参考】

《食疗本草》又云：“（鸡蛋白）动心气，不宜多食。”鸡子黄则难以消化，亦不宜多吃，正如《本草求真》谓其“多食则滞”。以上是古人对于鸡蛋的一些朴素认知，今天的人们可以作为参考。一般情况下，每个成人一天可以进食一到两个鸡蛋为宜。

12. 白露吃鸡

【俗语解释】

南方大部分地区有过白露节的习俗。在崇明当地，人们于此日采集“十样白”（也有“三样白”的说法），以煨乌骨白毛鸡（或鸭子），据说可滋补身体，去风气（关节炎）。其中，“白露鸡”最为出名。白露至，秋意渐浓，白露当天崇明有给小孩吃童子鸡的风俗。男孩吃母鸡，女孩吃公鸡，配上黄酒、生姜等调料隔水蒸熟，据说这可是小孩补身的佳品。

【中医延伸】

白露节气一到，气温迅速下降，许多地方开始进入阴雨绵绵的天气模式。此时人体的保健养生要遵循滋阴益气防秋燥的原则。同时白露时节是感冒流行的季节，对健康人而言，多喝些鸡汤可提高自身免疫力，将流感病毒拒之门外。乌骨鸡味甘、性平，入肝、肾经，能养阴退热，可治虚劳骨蒸羸瘦、消渴、脾虚滑泄、下痢口噤、崩中、带下。中医学认为鸡肉具有温中益气、补精填髓、益五脏、补虚损的功效，可用于脾胃气虚、阳虚引起的乏力、胃脘隐痛、浮肿、产后乳少、虚弱头晕的调补，对于小便频数、耳聋、精少精冷等症也有很好的辅助疗效。一般认为雄鸡肉属阳，温补作用较强，比较适合阳虚气弱的患者食用；雌鸡肉属阴，比较适合产妇、年老体弱及久病体虚者食用。

【临证参考】

鸡肉富含多种营养成分，但对尿毒症患者、发热患者等则不宜多食；另外，鸡的颈项淋巴结、臀尖部位细菌、病毒较多，尽量避免食用。中医学认为，春夏养阳，秋冬养阴，白露之后，天气转凉，可以进补，乌骨鸡养阴退热，比较适合秋冬时令食用，故有“白露吃鸡”一说。

13. 廿四夜饭

【俗语解释】

廿四夜饭是崇明风俗，每年过年前夕，一般在腊月二十三或二十四，要吃赤豆饭。

【中医延伸】

赤豆又名饭赤豆，《本经》中称为赤小豆，《本草纲目》中称为红豆，《本草原始》中称红小豆，《陆川本草》中又叫红绿豆、虱拇豆，《本经逢原》称猪肝赤。赤豆以粒紧、色紫赤者为佳，能健脾利水、解毒消痈、清利湿热。赤豆煮粥食之，有健脾胃、利水湿的作用。凡脾虚不运、腹水胀满、小便不利、黄疸、泻痢者，皆可食之。赤豆煎水或入药，有清热利水的功效，可治急黄、肠痈、痔痢下血、风疹瘙痒等症。生豆杵末，鸡蛋清调匀外涂，可治热毒痈肿。

【临证参考】

赤豆既可入药，又可直接食用，尤利湿热体质。

14. 芋艿老头

【俗语解释】

在崇明，农户收获芋头时，习惯以“棵”为计数。每棵都有一个母芋，称为“芋艿老头”，母芋形成的球茎叫作“子芋”，再从“子芋”长出“孙芋”“重孙芋”，大中小十多个抱在一起，俨然一个大家庭。老乡们把这种香酥芋的长势叫作“子孙满堂”，是一个吉利的话头。

【中医延伸】

中医学认为芋头有开胃生津、消炎镇痛、补气益肾等功效，可治胃痛、痢疾、慢性肾炎等病。根据营养学分析，芋头含有糖类、膳食纤维、维生素B族、钾、钙、锌等，其中以膳食纤维和钾的含量最多。

【临证参考】

芋头含膳食纤维和钾离子较多，严重胃病和肾病患者不宜多食。

15. 丫头（女儿）嫁到谢家镇，蕃芋一天吃三顿

【俗语解释】

谢家镇地处崇明岛的北沿，那里不种水稻，盛产玉米和山芋。旧县志上就有上沙的农民秋收后推了小车子到谢家镇，用白米兑换蕃芋、玉米的记载。由于那儿白米的数量有限，女儿若嫁到那里的穷苦人家，自然一天三顿只能吃蕃芋汤了。

【中医延伸】

蕃芋又叫红薯，具有补虚乏、益气力、健脾胃、强肾阴的功效，使人“长寿少疾”；还能补中、和血、暖胃、肥五脏。当代《中华本草》说其“味甘，性平。归脾、肾经。补中和血、益气生津、宽肠胃、通便秘。主治脾虚水肿、疮疡肿毒、肠燥便秘”。

玉米也是药食同源的农作物，具有调中开胃、益肺宁心、清湿热、利肝胆、延缓衰老等功能。其须为玉米须，味甘淡而性平，入肝、肾、膀胱经，中医学认为玉米须能利水消肿、凉

血、泻热、祛除体内湿热之气、平肝利胆，还能抗过敏，可治疗肾炎水肿、痛风、肝炎、高血压、胆囊炎、胆结石、糖尿病、鼻窦炎、乳腺炎等疾病。

【临证参考】

过食红薯能产生腹胀，脾胃功能虚弱者不宜多食。

16. 炒芝麻糖

【俗语解释】

炒芝麻糖属于崇明风俗，据说正月初十这一天（有说正月十六这天），老鼠会嫁女，故家家户户制作芝麻糖，表示庆贺。

【中医延伸】

中医学认为，芝麻味甘性平，是良好的滋润补养强壮剂，有补血、养发、润肠、生津、通乳等功效，可用于滋补肝肾、益阴润燥、养血增乳，对大便燥结、须发早白、贫血萎黄、头晕耳鸣、体弱多病均有很好的疗效。由于芝麻含油多，润肠通便之力强，平常大便稀或次数多的小儿不宜食用。

饴糖是由玉米、大麦、小麦、粟或玉蜀黍等粮食经发酵糖化而制成的食品。其味甘、性温，归脾、胃、肺经，临床主要用于补脾益气、缓急止痛、润肺止咳，治疗脾胃气虚、中焦虚寒、肺虚久咳、气短气喘等症，在多个经方中皆有应用。

【临证参考】

芝麻分黑、白两种，食用以白芝麻为好，药用以黑芝麻为佳。黑芝麻对于缺铁性贫血、慢性神经炎、末梢神经炎、动脉粥样硬化等均有治疗作用。饴糖具有抗氧化、抑制微生物生长繁殖等作用。

17. 拜谷神

【俗语解释】

正月初八是“谷日”，相传为谷神的生日，崇明农家人在这一天都会拜谷神，盼来年有个好收成，城里人则会放生，期盼世间万物兴旺发达。现代这种风俗基本失传。

【中医延伸】

谷芽，味甘、性温，归脾、胃经，具有健脾开胃、和中消食的功效，主治宿食不化、胀满、泄泻、不思饮食。临床使用上有生谷芽和炒谷芽之分：生谷芽健脾和胃，通乳；炒后健脾开胃作用增强，并能回乳。和谷芽经常配对使用的有麦芽，味甘、性平，归脾、胃经，能行气消食，健脾开胃，回乳消胀，用于食积不消、脘腹胀痛、脾虚食少、乳汁郁积、乳房胀痛、妇女断乳、肝郁胁痛、肝胃气痛等症。

【临证参考】

同是助消化药，谷芽善消谷食，麦芽善消面食，还可回乳、疏肝。

18. 正月半吃汤圆

【俗语解释】

元宵节是个传统节日。在崇明，元宵节有吃汤圆的风俗。为什么在元宵节吃汤圆呢？因为汤圆开锅之后漂在水上，让人联想到一轮明月悬挂于空中。天上明月，碗里汤圆，家家户户团团圆圆，象征着团圆吉利。在正月十三、十四，崇明人家家户户会磨粉做汤圆，一般以糯米粉为主，其中可加入少许白米粉，再以红枣、豆沙等为馅。相传元宵节吃汤圆蕴含着来年五谷丰登、丰衣足食之意。

【中医延伸】

元宵的主要成分是糯米，一般为白色，糯米具有补气养血、健脾暖胃、止汗等功效。故吃汤圆能够缓解脾胃虚寒，适用于脾胃虚寒所致的反胃、食欲减少、泄泻和气虚引起的汗症、气短无力等症。还有一种血糯米，色紫红，具有养肝、养颜、泽肤等功效，适用于营养不良、面色苍白、皮肤干燥及身体瘦弱者食用。年轻女性不妨适当食用血糯米，以起到养颜护肤的作用。

【临证参考】

糯米有一定的黏性，不容易消化，年老体弱及脾胃功能较差者不宜多食。

民间谚语篇

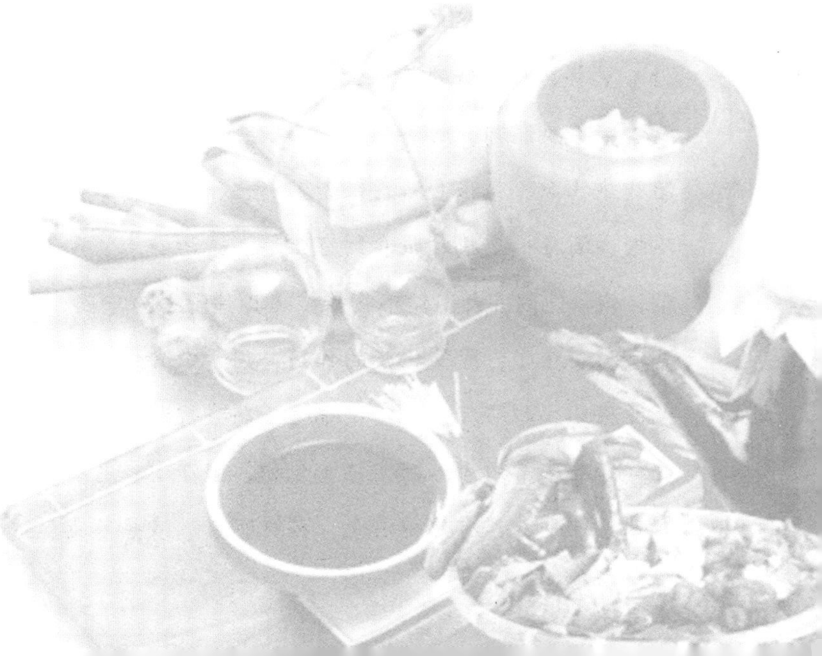

1. 头伏萝卜二伏菜，三伏里头种白菜

【俗语解释】

伏天是按照我国古代的“干支纪日法”确定的。每年夏至以后第三个庚日（指干支纪日中带有“庚”字的日子）为初伏或头伏，第四个庚日为中伏或二伏，立秋后第一个庚日为末伏，又称三伏，合起来总称为三伏。按阳历计算三伏出现在 7 月中旬到 8 月中旬。此时是我国大部地区一年中最热的时节。萝卜、白菜是最常见的蔬菜；二伏中的菜一般指芥菜。中国古代根据时令、季节、气候以及农作物的生长规律，不断总结经验，提出适合当令季节播种的植物。

【中医延伸】

萝卜具有很好的药用价值，以白萝卜为代表，其具有下气消食、除痰润肺、解毒生津、和中止咳、利大小便的功效；主治肺热吐血、气胀食滞、饭食不消化、痰多、口干舌燥、小便不畅、酒毒；生捣汁服食则可止消渴，治吐血、衄血，声嘶咽干，胸膈饱闷，大小便不畅等症。其种子也为中药，名莱菔子，具有消食除胀、降气化痰的作用，用于饮食停滞、脘腹胀痛、大便秘结、积滞泻痢、痰壅喘咳；药效较猛，有“冲墙倒壁”之称，临床常用于治疗实证（食积、湿滞）。另有胡萝卜，其味甘、性平，具有健脾消食、补肝明目、清热解毒、透疹、降

气止咳的作用，用于小儿营养不良、麻疹、夜盲症、便秘、高血压、肠胃不适、饱闷气胀等病症。

芥菜种子及全草均可入药，能化痰平喘、消肿止痛；种子磨粉称芥末，为调味料；榨出的油称芥子油。白菜，性微寒、味甘，入胃、肠、肝、肾、膀胱经，具有养胃生津、除烦解渴、利尿通便、清热解毒等功能，是补充营养、净化血液、疏通肠胃、预防疾病、促进新陈代谢的佳肴。

【临证参考】

白菜含丰富的维生素，常吃大白菜可以起到抗氧化、抗衰老的作用。其还含有丰富的钙、锌、硒等矿物质，所含的膳食纤维也很丰富，故常吃白菜能起到润肠通便、促进排毒的作用，对预防肠癌有良好作用。再者其含水量高达95%，冬天天气干燥，多吃白菜可以起到很好的滋阴润燥、护肤养颜的作用。

民间谚语有“冬日萝卜赛人参”之说，萝卜含丰富的维生素C和微量元素锌，有助于增强机体的免疫功能，提高抗病能力，可见萝卜具有很好的药用及食用价值。

2. 白露种草，寒露种麦种蚕豆；小满小满，小麦蚕豆饱满

【俗语解释】

白露、寒露、小满均为二十四节气之名。白露一般在每年

的9月7日前后，气温开始下降，天气转凉，早晨草木上有了露水。寒露一般在每年的10月8日或9日，气温更低，空气已结成露水，渐有寒意。小满，在每年的5月20日到22日之间，夏熟作物的籽粒开始灌浆饱满，但还未成熟，只是小满，还未大满。草一般指苜蓿等草本植物；麦一般指小麦；豆一般指蚕豆。

【中医延伸】

小麦是小麦属植物的统称，是一种在世界各地被广泛种植的禾本科植物。在中国的长江以北均有种植，可以作为食物食用。作为药物使用的有淮小麦和浮小麦。其中，淮小麦味甘、性平，入心经，具有养心安神、宁心定志的功效，对于神志失常、夜寐不安、心神不宁等症，常常配合炙甘草、大枣等药同用，具有养心安神的作用；浮小麦性凉味甘，入心经，有益气除热，养心生津，止虚汗、盗汗，除骨蒸虚热的作用，用于治疗虚热多汗、盗汗、口干舌燥、心烦失眠等症。

蚕豆，又名“胡豆”“佛豆”“倭豆”等等，在我国各地都有广泛种植。蚕豆性平味甘，入脾经和胃经，可补中益气、健脾益胃、清热利湿、止血降压、涩精止带，主治中气不足、倦怠少食、高血压、咯血、衄血、妇女带下等病症。既可作为食物食用，也可作为药物使用。

【临证参考】

小麦中碳水化合物约占75%，蛋白质约占10%，是补充热量和植物蛋白的重要来源，既可以食用，也可以药用，属于药食同源的植物之一。蚕豆营养丰富，蛋白质含量仅次于大豆，碳水化合物含量仅次于绿豆和赤豆，堪称豆类佳品。

3. 芒种芒种，棉花黄豆乱种

【俗语解释】

芒种为二十四节气之名，“芒”指有芒作物，如小麦、大麦等，“种”指种子。芒种即表明小麦等有芒作物成熟。芒种前后，我国中东部的长江中下游地区雨量增多，气温升高，进入连绵阴雨的梅雨季节，空气非常潮湿，天气异常闷热。棉花、黄豆均为农作物，在我国均有广泛种植。

【中医延伸】

棉花，是锦葵科棉属植物的种子纤维，原产于亚热带。其子性辛、热，有毒，具有补肾强腰的功效，可治疗肾虚腰痛、足膝无力，常配合菟丝子、补骨脂等药同用。同时，棉花子还具有催乳作用，适用于乳汁缺少的病症。

黄豆，又称大豆，为豆科大豆属一年生草本植物。黄豆性平味甘，有健脾开中、润燥消水、排脓解毒、消肿止痛的功效，有“长肌肤，益颜色，填骨髓，加气力，补虚能食”之功。另外，与黄豆有关的中药有淡豆豉、大豆黄卷等。

淡豆豉，为豆科植物大豆种子的发酵加工品，具有解表、除烦、宣发郁热的功效，可用于治疗感冒、寒热头痛、烦躁胸闷、虚烦不眠等症。

大豆黄卷，为豆科大豆属植物大豆的种子发芽后晒干而成。其性平味甘，归脾、胃、肺经，具有清热透表、除湿利气的功效，主治湿温初起、暑湿发热、食滞脘痞、湿痹、筋挛、骨节烦疼、水肿胀满、小便不利等症。

【临证参考】

黄豆有“豆中之王”之称，被人们叫作“植物肉”“绿色的乳牛”，营养价值最丰富。干黄豆中含高品质的蛋白质约40%，为粮食中的营养冠军。棉花目前主要用于棉纺制品，很少作为药用。

4. 清明前后，种瓜种豆

【俗语解释】

清明为二十四节气之一，一般在4月4—6日。清明含有明洁之意，说明天气清澈明朗，长江中下游降雨明显增加。瓜、豆等为大家所熟知的水果或者蔬菜，亦在此时被播种。

【中医延伸】

瓜有冬瓜、西瓜、南瓜、北瓜、丝瓜、木瓜之别。其中冬瓜具有利水消肿的作用，冬瓜子具有化痰通便的作用。西瓜具有消暑解渴、利尿的作用，把表皮青色含有蜡质的青皮层刨下，晒干，称为西瓜翠衣，其性凉味甘，煎饮代茶，可治暑热烦渴、水肿、口舌生疮、中暑和秋冬因气候干燥引起的咽喉干痛、烦渴不止等病症。南瓜味甘、性温，具有镇喘、明目、消炎、止痛、补中益气等功效，对糖尿病、高血压、消化不良、肾炎等疾病具有良好的疗效；其子谓南瓜子，性平、味甘，具有驱虫、消肿之功，用于治绦虫、蛔虫、产后手足浮肿、百日咳、痔疮等症。北瓜别名倭瓜，和南瓜一样，都是葫芦科南瓜属笋瓜的果实，具有补中益气、健脾和胃之功效，是脾胃虚弱者的最佳蔬菜。丝瓜性凉、味甘，具有清热、解毒、凉血止血、通经络、行血脉、美容、抗癌等功效，并可治疗诸如痰喘咳嗽、乳汁不通、热病烦渴、筋骨酸痛、便血等病症；其络为丝瓜络，性凉、味甘，入肺、胃、肝经，能祛风通络，主治痹痛拘挛、胸胁胀痛、乳汁不通等症。木瓜性温、味酸，入肝、脾经，具有消食、驱虫、清热、祛风的功效，主治胃痛、消化不良、肺热干咳、乳汁不通、湿疹、寄生虫病、手脚痉挛疼痛等病症。

豆有黄豆、豌豆、绿豆、赤小豆、黑豆、蚕豆等，此处一并做简要介绍。

绿豆别名青小豆、植豆，味甘、性凉，归心、胃经，具有清热解毒、利尿、消暑除烦、止渴健胃、利水消肿之功效，主治暑热烦渴、湿热泄泻、水肿腹胀、疮疡肿毒、丹毒疖肿、痄腮、痘疹以及金石砒霜草木中毒等症。其皮为绿豆皮，味甘、性寒，具有解热毒、退目翳功效，主治目睛红肿、迎风流泪等症。赤小豆味甘酸、性平，归心、小肠经，具有利水除湿、和血排脓、消肿解毒之效，可治水肿、脚气、黄疸、泻痢、便血、痈肿等症。黑豆别名黑大豆、乌豆、枝仔豆、橹豆，味甘、性微寒，入脾、肾经，具有补肾益阴、健脾利湿、除热解毒之功；用于治疗肾虚阴亏、消渴多饮、小便频数，肝肾阴虚、头晕目眩、视物昏暗、须发早白，脚气水肿或湿痹拘挛、腰痛，腹中挛急作痛或泻痢腹痛，服药中毒或饮酒过多等症。蚕豆（野豌豆属），又称罗汉豆、胡豆、南豆、竖豆、佛豆，豆科、野豌豆，属一年生草本，具有健脾、利湿作用，用于中气不足之倦怠、食少、便溏及水肿尿少等症。据说，其还有抗癌作用，它的叶、壳、花、茎也都有药用价值。

【临证参考】

不管是瓜类，还是豆类，都含有不同程度的蛋白质、维生素、脂肪、微量元素、矿物质等，其类别不同，所含的营养物质有所不同。临床应根据不同的情况，适量进食，但要注意营养物质摄取的平衡，进食要多样化，才能保证各取所需。

5. 芒种种薯是个宝，小满芝麻颗颗好

【俗语解释】

芒种、小满均属二十四节气。“芒”指有芒作物，如小麦、

大麦等，“种”指种子。小满，夏熟作物的籽粒开始灌浆饱满，但还未成熟，只是“小满”，还未“大满”。薯为薯类植物的总称，主要指具有可供食用块根或地下茎的一类陆生作物，分块根、块茎类，如番薯（红薯、甘薯）、木薯、马铃薯、薯蓣（山药）、脚板薯等。芝麻，又名脂麻，一年生直立草本植物，是中国主要油料作物之一，具有较高的营养价值。

【中医延伸】

中医学中薯类入药的品种较多，如红薯、马铃薯、薯蓣等。

红薯：红薯味甘、性平，归脾、肾经，有补虚乏、益气力、健脾胃、强肾阴之功效，使人“长寿少疾”。还能补中、和血、暖胃、肥五脏。适宜于脾胃气虚、营养不良、产妇、习惯性便秘、慢性肝肾病、癌症、夜盲症等病症。

马铃薯，味甘，性平、微凉，入脾、胃、大肠经，有和胃调中、健脾利湿、解毒消炎、宽肠通便、降糖降脂、活血消肿、益气强身、美容、抗衰老之功效。主治胃火牙痛、脾虚纳少、大便干结、高血压、高血脂等病症；还可辅助治疗消化不良、习惯性便秘、神疲乏力、慢性胃痛、关节疼痛、皮肤湿疹等症。

薯蓣即山药：味甘、性平，入肺、脾、肾经，不燥不腻，具有健脾补肺、益胃补肾、固肾益精、聪耳明目、助五脏、强筋骨、益志安神、延年益寿的功效，主治脾胃虚弱、倦怠无力、食欲不振、久泄久痢、肺气虚燥、痰喘咳嗽、肾气亏耗、腰膝酸软、下肢痿弱、消渴尿频、遗精早泄、带下白浊、皮肤赤肿、肥胖等病症。

芝麻：味甘、性平，入肝、肾、肺、脾经，具有补血明目、祛风润肠、生津通乳、益肝养发、强身体、抗衰老之功效。可用于治疗身体虚弱、头晕耳鸣、高血压、高血脂、咳嗽、须发早白、贫血萎黄、津液不足、大便燥结、乳少、尿血等症。

【临证参考】

薯类食品含有人体所需的维生素和矿物质，它能维持和调节机体正常代谢和酸碱平衡，增强免疫功能；另外它还含有丰富的膳食纤维，能有效地促进人体的新陈代谢，控制脂肪的摄入，降低胆固醇；同时还具有保健、预防某些疾病的作用。

芝麻含大量脂肪油，其中主要为油酸、亚油酸、棕榈酸、花生酸等甘油酯，又含甾醇、芝麻素、芝麻酚、维生素 E、叶酸、烟酸、蔗糖、卵磷脂、蛋白质和丰富的钙，特别是它的“亚麻油酸”成分，可去除附在血管壁上的胆固醇。其含有丰富的 B 族维生素，适合长期素食者食用。古代养生学家陶弘景对它的评价很高，谓其“八谷之中，唯此为良”。

6. 春二三月天转暖，青盐齑漕蛋烧一碗，竹园毛里挑竹笋，雪里蕻盐齑自家腌

【俗语解释】

春暖花开的日子，农家的竹园里，竹笋日长夜大，如有客

人来家，用竹笋烧一碗青盐齑澘蛋汤，可是待客的佳肴。

【中医延伸】

竹笋，中医认为竹笋味甘、性微寒，无毒。在药用上具有清热化痰、益气和胃、治消渴、利水道、利膈爽胃等功效。竹笋还具有低脂肪、低糖、高纤维的特点，食用竹笋能促进肠道蠕动，帮助消化，去积食，防便秘。

盐也是一味中药，其味咸、性寒，入胃、肾、大肠、小肠经，有补心润燥、泻热通便、解毒引吐、滋阴凉血、消肿止痛、止痒之功效，主治食停上脘、心腹胀痛、胸中痰癖、二便不通、齿龈出血、喉痛、牙痛、目翳、疮疡、毒虫蜇伤等症。

蔬菜雪里蕻，性温、味甘辛，具有解毒消肿、开胃消食、温中利气之功效，主治疮痈肿痛，胸膈满闷，咳嗽痰多，耳目失聪，牙龈肿烂，便秘等症。

【临证参考】

上述各种菜是崇明春季的时令菜，但做成咸菜之后总体偏咸，高血压患者宜少食；另有胃病者，竹笋亦应少食，因其会引起烧心等不适。

7. 青寒豆剥皮油里煎，香脆酥松馋吐水咽

【俗语解释】

每当春末夏初，崇明当地的蚕豆（崇明人称寒豆）陆续上

市，因为崇明产的蚕豆酥软，往往受到上海市民的喜爱。

【中医延伸】

蚕豆，吕四人也称之为“寒豆”。蚕豆，又名佛豆，性平味甘，能健脾利湿、涩精、补肾明目、壮筋骨、通便凉血，特别适合脾虚腹泻患者食用。其是人类最古老的食用豆类作物，也是重要的药材。

【临证参考】

蚕豆不可生吃，也不可多吃，以防腹胀。特别需要注意的是，少数人吃蚕豆后会发生急性溶血，也就是俗称的“蚕豆病”，应尽快送医院救治。小孩子第一次吃蚕豆，一定要注意观察其有无不适。

8. 菜花鳗鲡最好钓，蛐鳝挂在竹头梢

【俗语解释】

油菜花开时节，是河鳗最容易钓上来的时节，只要挖上一些蛐鳝当诱饵即可。红烧河鳗是一道美味佳肴，能让人大快朵颐。

【中医延伸】

河鳗鱼又称鳗鲡，为温暖性降河性洄游鱼类，是可供食用的一种鱼类，味甘、性平，能补脾益气。它含有多种营养。鳗鱼的肉、骨、血、鳔等均可入药，有滋补强壮、祛风杀虫之功

效。入药可治疗肺结核经久不愈而造成的身体虚弱、结核发热、赤白带下、风湿、骨痛、体虚等症。李时珍认为“鳗鲡所主诸病，其功专在杀虫祛风”。

【临证参考】

鳗鲡虽然营养丰富但却为发物，有水产品过敏史的人应忌食。

9. 老板鲫鱼攉一条，头翘巴翘对直跳

【俗语解释】

肉刳鲫鱼，是崇明早先乡间待客的经典菜肴。鱼一定要刚刚从河里攉上来，还头翘尾摇动个不停；肉也要新鲜的里脊肉。崇明话中的“对直”就是一直的意思，说明来源鲜活。

【中医延伸】

鲫鱼也是一味中药，为鲤科动物鲫鱼的肉或全体，具有健脾利湿之功效，可治脾胃虚弱、纳少无力、痢疾、便血、水肿、淋病、痈肿、溃疡等症。烧灰可敷恶疮；用酿白矾烧灰，可治肠风血痢。

【临证参考】

感冒发热期间不宜多吃鱼肉荤腥。

10. 大麦黄、小麦黄，蛸蜞蟛蜞撑壳黄

【俗语解释】

三夏麦熟时分，是崇明江边蛸蜞、蟛蜞黄满壳的时分，农家常常捕来用酒糟烧后作菜肴，其美味令人食指大动、垂涎欲滴。

【中医延伸】

大麦芽性凉、味甘咸，归脾、胃经；具有益气宽中、消渴除热之效，并且有回乳的功效；对滋补虚劳、强脉益肤、充实五脏、消化谷食、止泻、宽肠利水、小便淋痛、消化不良、饱闷腹胀等有明显疗效。

小麦有两种：淮小麦主要入里，益气养心，除烦止渴，脏躁、心烦不安、消渴之证用之较多；浮小麦主要走表，除浮热止汗力比较强，对于虚汗不尽者较多用。

蛸蜞、蟛蜞是崇明滩涂湿地上一种常见的底栖生物，都属蟹科动物，是鱼类的重要饵料，人也可以食用，味道鲜美。

【临证参考】

作为药用的大麦和小麦，作用不尽相同，需要辨证用药。

11. 捞鱼摸蟹败家星，杜米粞粥对直盛

【俗语解释】

旧时乡间百姓平常时间根本买不起肉，要改善生活就让孩子去河沟里捞些小鱼小虾，摸些小蟹来解馋。由于它们味道鲜美，往往令人食欲大开，饭量大增，一顿吃掉两顿的饭。

【中医延伸】

蟹肉性寒，味咸，具有舒筋益气、理胃消食、通经络、散诸热、清热、滋阴之功，可治疗跌打损伤、筋伤骨折、过敏性皮炎。此外，蟹肉对于高血压、动脉硬化、脑血栓、高脂血症及各种癌症有较好的疗效和预防作用。

崇明人把玉米叫杜米。中医认为玉米味甘、性平，具有补中益气、健脾养胃、益精强志、和五脏、通血脉、聪耳明目、止烦、止渴、止泻等功效，被誉为“五谷之首”。其是中国的主要粮食作物之一，种植面积约占粮食作物总栽培面积的四分之一。

【临证参考】

蟹肉寒凉，脾胃虚弱者少食，可以用葱姜蒜等一起烹饪，减少其寒性。

12. 酸醋冷水淘麦饭，茄脚柄越吃越得劲

【俗语释义】

这句谚语是农家五月六月忙碌生活的写照。酸醋冷水淘麦饭，拌茄柄，虽俭朴，吃着倒也津津有味。

【中医延伸】

李时珍《本草纲目》记载醋“酸温，散解毒，下气消食……少饮和血行气……”，根据中医理论，蛔虫“得酸则伏”，吃醋可缓解蛔虫病带来的胃肠绞痛。急性肾炎患者必须限制盐摄入量，要无盐或低盐饮食，若在炒菜时放点醋，做成糖醋菜肴，可增进食欲。

茄子具有清热止血、消肿止痛的功效；其含有维生素 E，有防止出血和抗衰老的功能；常吃茄子，可调节血液中胆固醇水平，对延缓人体衰老具有积极的意义。

【临证参考】

醋能软化血管，改善酸性体质，但有胃溃疡等胃肠疾病的人，应少服用。

13. 老菱毛豆长生果，芋艿番薯白杜米

【俗语解释】

这些都是中秋八月时节的佳品，农家户户都会煠上一盘饱饱口福。现在，一些农家乐景点将老菱、毛豆、长生果、芋艿、番薯、白杜米等放在一起，叫作“大丰收”，倒也颇有创意。

【中医延伸】

菱角味甘、性凉，无毒，归胃经、脾经，具有健胃止痢、清暑解热、益气健胃、止消渴、解酒毒、利尿通乳、抗癌等作用，主治胃溃疡、痢疾、食管癌、乳腺癌、子宫颈癌、皮肤多发性疣赘、黄水疮、痔疮、脾虚气弱、体倦神疲、不思饮食、四肢不仁等病症。

毛豆味甘、性平，入脾、大肠经。具有健脾宽中、润燥消水、清热解毒、益气的功效，主治疳积泻利、腹胀羸瘦、妊娠中毒、疮痈肿毒、外伤出血等症。

花生，味甘、性平，具有健脾和胃、润肺止咳的功效，可用来治疗气血不足、脾胃虚弱、咳嗽有痰等症。秋冬时节食用一些花生可以暖胃养胃、防止胃寒。花生皮又称花生衣，具有止血、散瘀、消肿的作用，可用于治疗血友病，类血友病，原发性及继发性血小板减少性紫癜，肝病出血症，术后出血，癌肿出血，胃、肠、肺、子宫等出血。花生藤煮水喝可以缓解失

眠，安神。

【临证参考】

菱角不宜大量生吃。寒湿凝滞体质不宜吃花生；霉变的花生含有黄曲霉，有毒，不能食用。

14. 三天勿吃盐齑豆瓣汤，脚股浪里酥汪汪

【俗语解释】

盐齑即咸菜，脚股浪即腿，酥汪汪即没有力气。全文是说如果三天吃不到咸菜汤，就会出现全身乏力、四肢倦怠等症状。

【中医延伸】

中医理论认为，咸味入肾，即咸味的药物或食物最容易作用于肾，咸味适度可以养肾，过咸则伤肾。肾有主骨生髓的作用，适当的咸味可以起到补肾的作用，肾气充足，主骨生髓功能正常，关节肌肉、神经筋膜功能正常，则不会出现肢体软弱乏力、行走不便等症状。结合现代医学，咸味食品能调节身体细胞和血液渗透压平衡，可增强体力和食欲，在呕吐、腹泻及大量出汗后，适量喝点淡盐水，可补充电解质。

【临证参考】

现代研究发现高盐饮食容易引起高血压、冠心病、慢性肾炎等多种疾病，因此成年人每天吃盐不应该超过 6 克。

15. 秋九八月撑壳黄，巴掌着身也勿放

【俗语解释】

秋季八九月份，秋风吹，崇明蟹开始肥壮，味道鲜美，是难得的美食，所以哪怕巴掌打过来，也阻挡不了螃蟹美味的诱惑。

【中医延伸】

中医学认为螃蟹性寒，味咸，归肝、胃经，可清热解毒、补骨添髓、养筋活血、通经络、利肢节、续绝伤、滋肝阴、充胃液。对于瘀血、跌仆损伤、黄疸、腰腿酸痛和风湿性关节炎等疾病有一定的食疗效果。同时对于结核病以及大病后期阴虚内热的患者，具有较好的疗效。

【临证参考】

螃蟹含有丰富的蛋白质、胆固醇以及丰富的钙、磷、钾、钠、镁、硒等微量元素，还有少量的脂肪和碳水化合物。但其性寒凉，脾胃虚寒之人不宜多吃。

16. 吃茶等于吃白开水

【俗语解释】

“茶”在崇明话中是“白开水”的意思，“茶吃伐？”其

意并非问你要不要喝茶，而是指要不要“喝水”。对于真正的茶水，则叫“茶叶茶”。

【中医延伸】

茶，《神农本草经》中说：“神农尝百草，日遇七十二毒，得茶而解之。”饮茶讲究四季有别，曾有“夏饮绿，冬饮红，一年到头喝乌龙”的说法。绿茶为不发酵茶，性寒味苦，冰镇后过寒，不适宜女性及胃寒者饮用；红茶为全发酵茶，味甘性温，夏天饮用容易上火；而乌龙茶介于两者之间，为半发酵茶，不寒不热，可起到去火解热、恢复津液的作用。大部分茶均具有清热、消暑、解毒、消食、去肥腻、利水、通便、祛痰、祛风解表、止咳生津、益气力、延年益寿的功效。

茶树根，味苦、性凉，归心、肾经，具有强心利尿、活血调经、清热解毒的作用，主治心脏病、水肿、肝炎、痛经、疮疡肿毒、口疮、汤火灼伤、带状疱疹、牛皮癣等症。

苦丁茶，味苦、性寒，具有散风热、清头目、除烦渴的作用，用于头痛、齿痛、目赤、热病烦渴、痢疾等症。

【临证参考】

茶叶不仅含有人体必需的多种氨基酸、维生素及锌、锰、钼等微量元素，还具有降血脂、增加冠状动脉血流量、增加心肌供血、抗动脉粥样硬化等作用，对心脑血管疾病患者的头晕、头痛、胸闷、乏力等症状均有较好的防治作用。

17. 穷灶口，富水缸

【俗语解释】

崇明常用谚语之一，指灶门口要少放柴，以免引起火灾；水缸里要多放水，有备无患。此句出自清代李光庭《乡言解颐·物部》："穷灶门，富水缸，曲突徙薪，免致焦头烂额矣。"

【中医延伸】

中医学认为世间万物都可分为金、木、水、火、土五行。肺属金，肝属木，心属火，肾属水，脾属土。按照五行相生相克规律，水可以克火，临床上对于心火偏亢的患者，我们通过滋养肾阴的方法，起到牵制心火上炎的作用。又因北方属水，南方属火，故又有"泻南补北"之说。

【临证参考】

五行学说是中医学最基本的理论之一，可以指导临床的诊治及疾病的预后。

18. 愁心愁肚肠，挖心挖肚肠

【俗语释义】

此句意思是说惆怅比较深，忧心忡忡。

【中医延伸】

在中医学中，心与小肠密切相关，心与小肠通过经脉的络属构成表里关系。心脉属心，下络小肠，小肠之脉属小肠，上络于心；心属里，小肠属表。二者经脉相连，故气血相通。生理情况下两者相互协调，心之气通于小肠，小肠之气亦通于心。在病理情况下则相互影响，如心火过旺时，除表现为口烂、舌疮外，还有小便短赤、灼热疼痛等证候，叫作“心移热于小肠”。若小肠实热，亦可顺经上行于心，出现心烦、舌尖糜烂等症状。

【临证参考】

出现“心移热于小肠”证候时，治疗上既要清泻心火，又要清利小肠之热，相互兼顾，才能取得良好的疗效。

19. 毒病毒药医

【俗语释义】

治疗毒性较强的疾病，可使用具有一定毒性的药物，以毒攻毒。

【中医延伸】

中医学中把一些致病原因复杂、导致病情长久难愈的疾病病因称之为“毒”。“毒”和六淫（风、寒、湿、热（暑）、燥）等一并被列为致病因素。有时候人们把一些预后凶险、难以治愈的疾病叫作“毒病”，遇到这类疾病，中医多采用一些像川乌、草乌、巴豆、大戟、甘遂、商陆、猫眼草、半夏、天南星、蜈蚣、全蝎、蟾酥等具有一定毒性的药物，达到以毒攻毒的目的。

【临证参考】

对于一些中药，特别是有毒副作用的中药，必须在临床药师、医师的指导下小心使用，切忌盲目使用。

20. 三个黄梅四个夏

【俗语释义】

黄梅即梅雨季节，夏即夏天。三个黄梅四个夏，比喻气候酷热，日子难熬。

【中医延伸】

初夏长江中下游流域经常出现一段持续时间较长的阴沉多雨天气。此时，器物易霉，故称该时节为“霉雨”，简称“霉”；又值江南梅子黄熟，亦称其为“梅雨”或“黄梅雨”。梅雨季节被中医认为属长夏，主湿，在五脏属于脾，所以在夏季梅雨季节容易出现湿热困脾的证候，状如纳差、乏力、全身困重、大便黏滞、小便黄涩、失眠、胸闷、烦躁不安等。此时人感觉不清爽，所以比较难熬。

【临证参考】

梅雨季节，中医养生保健重点在健脾除湿，可多使用一些像山药、莲子、薏苡仁、荷叶等具有健脾除湿功效的药物或食物，也可以使用藿香、佩兰、陈皮、荷叶泡茶服用。

21. 自有黄梅杀燥天

【俗语解释】

初夏，长江中下游流域经常出现一段持续较长的阴沉多雨天气。此时，器物易霉，故称“霉雨”，简称“霉”；又值江南梅子黄熟，亦称“梅雨”或“黄梅雨”。这句话是崇明及浙江、江苏一带常说的谚语。

【中医延伸】

中医学认为，燥与湿有霄壤之殊。燥者，天之气也；湿者，地之气也。水流湿，火就燥，各从其类，此胜彼负，两不相谋。对于湿气的治疗，中医一般用辛燥类药物，如葱、蒜、姜等，以及芳香胜湿药物。

【临证参考】

黄梅天南方湿气比较重，适当多食一些辛味、带有芳香的食物，可以祛湿。

22. 桃饱人杏伤人，李树底下掩死人

【俗语释义】

桃子、杏子、李子都不容易消化，吃多了会胀肚子。此句

俗语一针见血地指出了“过食杏、李有害身体”的观点。

【中医延伸】

桃仁性平、味甘苦，入肺、肝、大肠经，有破血行瘀、润燥滑肠的功效，可治经闭、痛经、癥瘕痞块、跌打损伤、肠燥便秘。杏仁味苦、性微温，入肺、肝、大肠经，能止咳平喘、润肠通便，可治疗肺病、咳嗽等疾病。李味甘酸、性凉，具有清肝涤热、生津液、利小便之功效。

【临证参考】

中医学讲究阴阳平衡，食物也是一样，适量摄入桃子、杏子、李子，具有一定的保健作用，但一旦超过合理食用量，或者长期食用某一种水果，就极可能产生一定的副作用。

23. 白露身弗露，寒露头弗露

【俗语释义】

白露天气转凉，不能再打赤膊；寒露天气进一步转凉，全身需要保暖，就连头也要保护起来。

【中医延伸】

中医学讲究天人相应，自然界的气候对人有着重要的影响。白露一过，寒邪逐渐变成主要致病因素，寒性收引、凝滞，易损伤阳气，故容易出现畏寒肢冷和血液瘀滞导致的胸闷、头昏、肢体麻木等症。白露、寒露属于秋冬季的节气，秋冬季以寒、燥邪为主，容易导致机体畏寒肢冷、疼痛、皮肤干裂等症，故要做好保暖工作。

【临证参考】

四季保养要根据季节变化特点，适时增减衣服鞋帽等，做到因时养生。

24. 千补万补，弗及饭补

【俗语释义】

在所有的补品中，日常饮食是最重要的，因为人以脾胃为后天之本。

【中医延伸】

补虚有多种方法，药补和食补是常用的两种方法，但各有不同。俗话说“民以食为天”，就体现了饮食是维护健康的根本。《黄帝内经》说“五谷为养，五果为助，五畜为益，五菜为充”，也显示了古人对饮食疗法的重视。

【临证参考】

饮食能够提供人体活动所必需的能量，多样化的饮食能够满足人体的基本需要，而各种补品只是作为补充。中医学讲究阴阳平衡，对饮食也是如此，过分食用某一种补品往往会导致营养的不平衡。

25. 树老根多，人老病多

【俗语释义】

大树生长的过程中，其根部也会不断地生长，所以树老根就多；人的生长过程中，不可避免走向高龄体衰，免疫能力下降，抗病能力减弱，故容易生病。

【中医延伸】

中医认为，年过半百，脏腑功能减退，津液代谢失常，气血运行不畅，容易产生痰、浊、瘀血等致病因素，导致疾病发生。另外，脏腑功能虚损，卫外不足，外邪容易入侵，故容易生病。《素问·上古天真论》："女子五七阳明脉衰，面始焦，发始堕；六七三阳脉衰于上，面皆焦，发始白；七七任脉虚，太冲脉衰少，天癸竭，地道不通，故形坏而无子也……丈夫五八肾气衰，发堕齿槁；六八阳气衰竭于上，面焦，发鬓斑白；七八肝气衰，筋不能动；八八天癸竭，精少，肾脏衰，形体皆极。则齿发去。"

【临证参考】

人到老年，抵抗力下降，脏腑功能衰弱，容易导致疾病，故要注重调护，加强护理。

26. 良药苦口

【俗语释义】

好药往往味苦难吃，故称良药苦口，也比喻衷心的劝告和尖锐的批评，听起来让人觉得不舒服，但对改正缺点和错误很有好处。

【中医延伸】

“苦”的甲骨文是：上为“草”，表示“苦”为百草之味，因多数植物都是苦味；下为“古”，表声符。相对于其他四味而言，苦味是最难唤起人们口舌愉悦感的，也是人们最不喜欢的味道。女性喜爱酸甜食品，男性酷爱辛辣，老年人口味偏咸，却少有人喜欢苦味之品。其实，苦味药具有燥湿、清热等功效，适量食用，具有清热化湿作用，特别是南方夏季，酷暑湿热当令之时，很多人出现纳差、腹胀、乏力等暑热证候，适当吃一点苦味的蔬菜或中药，可以减轻上述不适的症状。五味达到平衡、调和，身体才能健康。

【临证参考】

良药苦口利于病，忠言逆耳利于行，适当吃一下“苦”，对身体也有一定的益处。

27. 拔特萝卜地皮宽

【俗语释义】

此句比喻为了行事方便而把碍眼的事物去掉，也比喻为了扩展地盘而排挤别人。

【中医延伸】

中医学中萝卜具有很好的药用价值，其中白萝卜具有下气消食、除痰润肺、解毒生津、和中止咳、利大小便之效；主治肺热吐血、气胀食滞、饭食不消化、痰多、口干舌燥、小便不畅、酒毒等症；生捣汁服食则可止消渴，治吐血、衄血，声嘶咽干，胸膈饱闷，大小便不畅。其种子也为中药，名莱菔子，具有消食除胀、降气化痰的作用，用于饮食停滞、脘腹胀痛、大便秘结、积滞泻痢、痰壅喘咳等症。莱菔子药效较猛，有“冲墙倒壁”之称，临床常用于治疗实（食、湿、积滞）证。

另有胡萝卜，味甘、性平，具有健脾消食、补肝明目、清热解毒、透疹、降气止咳的作用，用于小儿营养不良、麻疹、夜盲症、便秘、高血压、肠胃不适、饱闷气胀等病症。

【临证参考】

民间谚语有“冬天萝卜赛人参”之说，可见萝卜具有很好的药用及食用价值。不光冬季，夏季也可作为很好的保健食物。

28. 有种像种，冬瓜直笼统，茄子弯柄宗

【俗语解释】

“有种像种，冬瓜直笼统，茄子弯柄宗”是崇明俗语。一般情况下，说此话的时候是带有贬义色彩的，主要的意思是因对方的上辈有某些生理瑕疵而刻薄对方。

【中医延伸】

冬瓜味甘、性寒，有消热、利水、消肿的功效。冬瓜含钠量较低，对动脉硬化症、肝硬化腹水、冠心病、高血压、肾炎、水肿膨胀等疾病有良好的辅助治疗作用。《随息居饮食谱》谓：“若孕妇常食，泽胎儿毒，令儿无病。”冬瓜还有解鱼毒的功能。冬瓜的种子、皮和肉都可入药。冬瓜肉及瓤有利尿、清热、化痰、解渴等功效，亦可治疗水肿、痰喘、暑热、痔疮等症。冬瓜如带皮煮汤喝，可达到消肿利尿、清热解暑效果。冬瓜子（又名白瓜子、冬瓜仁、瓜子、瓜瓣、瓜犀）是冬瓜的种子，有清肺化痰的功效。冬瓜藤水煎液对于脱肛症有独到之效。

【临证参考】

冬瓜中所含的丙醇二酸，能有效地抑制糖类转化为脂肪，加之冬瓜本身不含脂肪，热量不高，对于防止人体发胖具有积极的作用，可以促进形体健美。

歇后语篇

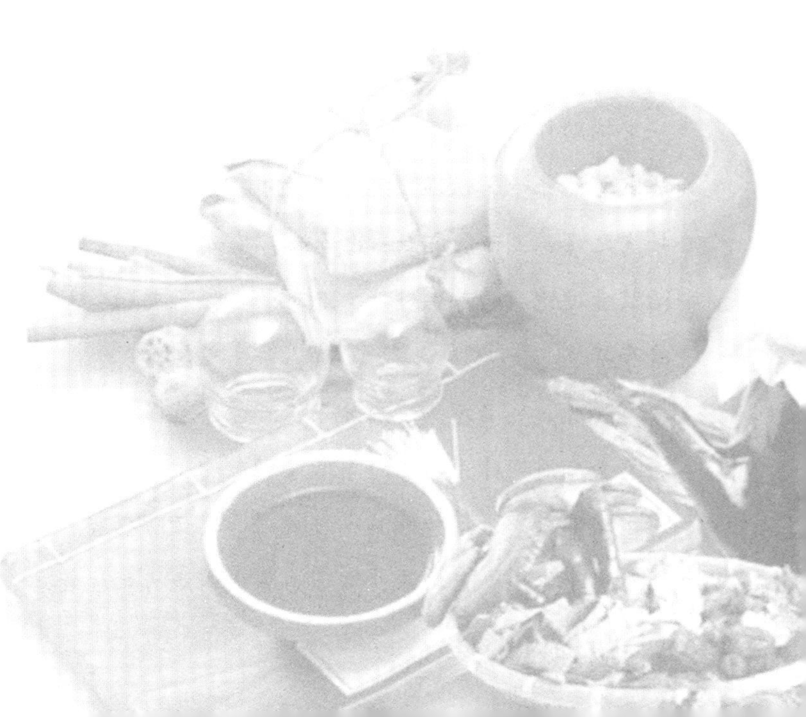

1. 六月里的葱干——心不死

【俗语解释】

江南六月多属于梅雨季节，多湿多热，块茎类植物容易腐烂，所以要把葱从地里面挖出来，晒干后到秋季重新播种。挖出来后葱的叶子枯萎，但葱芯还是活的，重新播种又能生长，所以称“心不死”。

【中医延伸】

葱，又称青葱、葱白（鳞茎）、香葱，性温、味辛，入肺经，具有祛风发汗、解毒消肿的作用，可治外感风寒引发的寒热、眼睛浮肿、骨肉疼痛、咽喉肿痛，并可安胎，还可以促使乳汁分泌，缓解乳腺炎症和耳鸣症状。局部外敷可治狂犬咬伤（有一定辅助作用）。葱还具有健胃功效，可以提高食欲，增强体质。葱汁味辛、性温，无毒。饮用葱汁可治便血，可解藜芦和桂皮之毒，又可散瘀血，止流血、疼痛，治耳聋。葱须主通气，治饮食过饱后的房事过度，还可治血渗入大肠、大便带血、痢疾和痔疮。

洋葱，别名葱头、皮牙子，百合科葱属二年生草本植物。洋葱含有前列腺素 A，能降低外周血管阻力，降低血黏度，可用于降低血压、提神醒脑、缓解压力、预防感冒。此外，洋葱还能清除体内氧自由基，增强新陈代谢能力，抗衰老，预防骨质疏松，是适合中老年人的保健食物。

另外还有一种与葱很像的植物，中医叫薤白、薤白头，又名小蒜、野蒜、翘头，性温、味苦辛，具有理气宽胸、散结定痛之效，常用于治疗冠心病、心绞痛、胸闷不舒等症。

【临证参考】

葱具有刺激身体汗腺发汗散热、刺激消化液分泌的作用，能够健脾开胃，增进食欲。葱含有果胶、蒜辣素，也可以抑制癌细胞的生长，有抗癌作用；还具有明显的抵御细菌、病毒的作用，尤其对引起腹泻的痢疾杆菌和皮肤真菌的抑制作用较强。葱富含维生素 C，有舒张血管，促进血液循环的作用。葱可降低低密度脂蛋白胆固醇的堆积。经常吃葱的人，胆固醇会下降，即使很胖的人胆固醇也不会高，而且身体还很强壮。

2. 水面上的浮萍——不扎根

【俗语解释】

浮萍为浮萍科植物紫背浮萍或青萍的全草，系多年生细小草本，漂浮于水面。根 5~11 条束生，细长，纤维状，长 3~5 cm。因为萍随水漂泊，聚散无定，后来常被用来比喻素不相识之人偶然相遇。

【中医延伸】

中药浮萍，为浮萍科浮萍属水生植物，别称青浮萍草。广布于世界各地，池塘、湖泊内常见。全草可作家畜和家禽的饲料。以带根全草入药，性寒、味辛，能发汗透疹、清热利水，主治表邪发热、麻疹、水肿等症。特别适用于中医水肿病中辨证属于风水，证见恶风、颜面浮肿者。

【临证参考】

浮萍含有醋酸钾、氯化钾及碘、溴等物质，还含有大量的水溶性维生素及糖、蛋白质、叶绿素等。其有强心、升高血压和解热的药效。

3. 外科郎中翻车——失约（湿药）

【俗语解释】

郎中，医生的另一种称谓。郎中作为医生的称呼始自宋代。南方习惯称医生为郎中，北方则称医生为大夫。中药学中根据药效把中药分为解暑药、祛风药、通便药、化湿药等，其中化湿药大多气味芳香，故又称为“芳香化湿药”。

【中医延伸】

中医学把能够化除湿浊、醒悦脾胃的药物称为化湿药。其大多气味芳香，故又称为“芳香化湿药”。化湿药主要适用于湿困脾胃表现出来的如身体倦怠、脘腹胀闷、胃纳不馨、口甘多涎、大便溏薄、舌苔白腻等症，所以化湿药常常又称为“化湿醒脾药”或“化湿悦脾药”。此外，其对湿温、暑温诸症亦有治疗作用。常见的化湿药物有藿香、佩兰、省头草、白豆蔻、砂仁、草豆蔻、草果、石菖蒲、苍术、厚朴、扁豆花、扁豆衣、川朴花、白扁豆、香薷等。

【临证参考】

化湿药的功效有化湿、燥湿之分，作用也有缓弱、强烈之异，应根据湿阻中焦之程度适当选用，以免产生病重药轻或病轻药重之弊。

4. 钝刀斩藕——藕断丝连

【俗语解释】

钝：不锋利。藕，又称莲藕，莲科植物的根茎，可餐食也可药用。藕断了，但藕丝仍牵连着，比喻表面上断绝了关系，实际上双方或一方对另一方在感情上仍有牵挂。

【中医延伸】

藕，性凉、味甘，生品清热生津，凉血止血；熟用补益脾胃，益血生肌。其子为莲子，具有清心醒脾、补脾止泻、养心安神之功。其叶为荷叶，具有消暑利湿、健脾升阳、散瘀止血的作用；其干燥雄蕊为莲须，具有固肾涩精的作用；其莲子的心为莲心，具有清心降火的作用。

【临证参考】

本是同根生，功效各不同，藕既可当做食品食用，又可作为药物强身健体。

5. 药店里的揩布——甜酸苦辣都尝过

【俗语解释】

揩布，指擦拭灰尘的抹布。酸、苦、甘、辛、咸是中药的五味。药店里的抹布，被用来擦拭各种药物的残渣，药有酸苦甘辛咸五味，所以药店里的揩布各种滋味都尝过。

【中医延伸】

中医学中的每味中药都有性味并具有一定的疗效。《素问·藏气法时论》指出："辛散、酸收、甘缓、苦坚、咸软。"具体来讲：辛"能散、能行"，即具有发散、行气行血的作用；甘"能补、能和、能缓"，即具有补益、和中、调和药性和缓急止痛的作用；酸"能收、能涩"，即具有收敛、固涩的作用；苦"能泄、能燥、能坚"，即具有清泄火热、泄降气逆、通泄大便、燥湿、坚阴（泻火存阴）的作用；咸"能下、能软"，即具有泻下通便、软坚散结的作用。

【临证参考】

每味中药都有其性味归经，性味在一定程度上和中药的功效密切相关，选药治病时需要结合其性味和归经，巧妙用药。

6. 黄连上挂苦胆——苦上加苦

【俗语解释】

黄连为苦辛燥湿类药物，苦胆为动物的胆汁，两种东西均为苦味，故为苦上加苦。

【中医延伸】

黄连味苦、性寒，具有清热燥湿、泻火解毒的功效，用于治疗湿热痞满、呕吐、泻痢、黄疸、高热神昏、心火亢盛、心烦不寐、血热吐衄、目赤吞酸、牙痛、消渴、痈肿疔疮；外治湿疹、湿疮、耳道流脓等症。酒黄连善清上焦火热，可用于目赤、口疮；姜黄连清胃和胃止呕，用于寒热互结、湿热中阻、痞满呕吐；萸黄连舒肝和胃止呕，用于肝胃不和、呕吐吞酸。

与胆有关的药物主要有熊胆、蛇胆、牛黄等。

熊胆，为熊科动物黑熊或棕熊的胆囊。中医学认为熊胆汁有清热解毒、平肝明目、杀虫止血的功效。因此，亚洲各国都有延续数千年的杀熊取胆的传统。目前出于动物保护的需要，临床多以牛胆汁代替。

蛇胆，是蛇体内贮存胆汁的胆囊。所有的蛇胆都可入药，特别是金环蛇、银环蛇、棋盘蛇、眼镜蛇、眼镜王蛇、五步蛇、蝮蛇的胆，更是入药的宝贵原料。蛇胆性凉，味苦微甘，具有祛风除湿、清凉明目、解毒去痱的功效，可用于小儿肺炎、百日咳、支气管炎、咳嗽痰喘、痰热惊厥、急性风湿性关节炎等病。

牛黄是牛肝脏的胆结石。在胆囊中产生的称“胆黄”或“蛋黄”，在胆管中产生的称“管黄”，在肝管中产生的称“肝黄”。中医学认为牛黄气清香，味微苦而后甜，性凉。可用于解热、解毒、定惊。内服治高热神志昏迷、癫狂、小儿惊风、抽搐等，外用治咽喉肿痛、口疮痈肿、尿毒症等。

【临证参考】

胆盐或胆汁酸可作为乳化剂乳化脂肪，降低脂肪的表面张力，使脂肪乳化成微滴，分散于水溶液中，这样便增加了胰脂肪酶的作用面积；胆汁酸还可与脂肪酸结合，形成水溶性复合物，促进脂肪酸的吸收。

7. 铁锹挖芋艿——铲老头

【俗语解释】

铁锹，一种农具，用于耕地、铲土。长柄多为木制，头多为铁制。芋艿，简称“芋”，俗称“芋头”。单子叶植物，天南星科多年生草本，花黄绿色。地下有肉质球茎，富含淀粉，可供食用，营养丰富。

【中医延伸】

芋艿，味甘辛、性平，有小毒，入大肠、小肠、胃经。具有消疬散结的功能，治瘰疬、肿毒、腹中癖块、牛皮癣、汤火伤。另外有一种豆科植物块茎名为“香芋”，又称地栗子、菜用土圞儿、香参、土栾儿，有散积理气、解毒补脾、清热镇咳之功效，用于肝气不舒、乘脾犯胃、热邪犯肺所致的腹胀、纳差、咳嗽等症。

【临证参考】

芋头含有较多的粗蛋白、淀粉、聚糖（黏液质）、粗纤维和糖，蛋白质的含量高于一般植物，甚至比大豆都高。香芋块根肉质细腻，味清香，常供筵席使用。

8. 屁股（脚）朝风——要请郎中

【俗语解释】

屁股朝风，即人睡觉时屁股（或者背部）、脚底朝着风向，外来风寒之邪容易入侵，出现鼻塞、流涕、咳嗽等症状。全句的意思就是如果睡觉时屁股或脚底受风，则容易生病，生病之后就要请郎中看病。

【中医延伸】

中医学认为腹部为阴，背部为阳，睡觉时体表温度下降，风寒之邪容易伤及阳气，阳气被遏，营卫不合，故见发热、畏寒、恶风等症。背部又是督脉、膀胱经运行之地，若受寒邪，可出现头昏、头痛等症。人体足底有很多穴位，如涌泉穴等，受凉可致肾阳受损，无法鼓舞卫气御外，故人易生病。

【临证参考】

中医学认为，疾病的发生，不外乎外邪的入侵和正气的亏虚，所有预防疾病的手段，都离不开固本祛邪。

9. 你有阶前草（沿阶草）——我有麦门冬

【俗语解释】

阶前草（沿阶草），又名麦门冬，为中草药药名。全句的意思是你有的我也有，没什么稀奇的。

【中医延伸】

麦冬，又名麦门冬，为百合科沿阶草属植物麦冬的小块根，味甘、微苦，性凉，具有滋阴生津、润肺止咳、清心除烦之效，主治热病伤津、心烦、口渴、咽干肺热、咳嗽、肺结核等病症。中药中还有一味药叫天冬，又名天门冬，是天门冬科天门冬属植物纺锤形肉质的块根，味甘苦、性寒。具有养阴清热、润燥生津的功效，主治肺结核、支气管炎、白喉、百日咳、口燥咽干、热病口渴、糖尿病、大便燥结等病症；外用治疮疡肿毒、蛇咬伤等症。天冬苦寒之性较甚，补肺、胃之阴效果强于麦冬，对咳嗽咯痰不利者，兼能止咳祛痰，还能入肾经以补肾阴、降肾火，可治肾阴亏虚、阴虚火旺之证。麦冬微苦寒，养胃阴与清胃热之力虽弱，但滋腻性较小是其优点，还能入心经以补心阴、清心除烦、安神，可治心阴不足及心火亢盛之证。

【临证参考】

麦门冬和天门冬两者均味甘、苦，性寒，归肺、胃经，既能滋肺阴、润肺燥、清肺热，又可养胃阴、清胃热、生津止渴；对于热邪伤津之肠燥便秘，还可增液润肠以通便；在治疗肺胃燥热时，常相须为用，以增强疗效。

10. 年初一吃酒板——头一朝（糟）

【俗语解释】

酒板即甜酒酿，用糯米饭加酒药捂几十天而成。

【中医延伸】

医学的“医”字，其繁体字为“醫”，下面“酉”是象形字，象征酒坛之形。可见医学与酒有密切的关系，《说文》：“酉，就也。八月黍成，可为酎酒（酎，重酿的醇酒）。”“醫，治病工也，酒所以治病也。”中医学认为，酒味苦、甘、辛，性大热，有毒，能“行药势，通血脉，润皮肤，散湿气，除风下气”。《本草拾遗》谓其“消忧发怒，宣言畅意”，说明酒可以影响人的精神活动。在《本草纲目》中仅药酒方就达69种之多。涵盖了内、外、妇、骨伤以及养生保健等诸多领域。酒具有行气活血之功效，对于焦虑、抑郁具有一定的疗效。糟为酿酒剩下的渣子，其味甘、辛，性温，无毒，具有温中消食、除冷气、杀腥、去草菜之毒、润皮肤、调脏腑的功效。

【临证参考】

酒是药物，既能养人，亦可害人。临床使用需要慎之又慎。

11. 冬瓜藤牵在茄子田里——瞎缠

【俗语解释】

冬瓜藤为一年生蔓生或架生草本，茎被黄褐色硬毛及长柔毛，有棱沟。茄子为草本或亚灌木植物，果可供蔬食。冬瓜藤善于攀爬，可以缠绕在任何可以依靠的东西上。

【中医延伸】

瓜是大家熟知的一种水果或者蔬菜，有冬瓜、西瓜、南瓜、北瓜之别。冬瓜具有利水消肿之效，冬瓜子还具有化痰通便的作用，冬瓜藤也可入药，具有清肺泻热的作用，可治肺热痰火。茄子的果肉、花蒂、根均可入药。中医学认为，茄子味甘、性寒，具有消热解毒、活血散瘀、消肿止痛、祛风通络及止血等功效。李时珍的《本草纲目》中有“茄子治寒热、五脏劳，治温疾”的记载。我国民间也常用茄子水煎后放入黄酒，以此内服治疗子宫脱垂，外用治疗牙痛、口疮等症。

【临证参考】

冬瓜、茄子含有糖、蛋白质、多种维生素和矿物质，营养丰富，均可以作为药食同源的食疗食物。

12. 搨烂药——贬低别人

【俗语解释】

崇明风俗，搨烂药并不是涂什么药，而是在满月的孩子脸上抹上锅底的黑灰，让妖魔鬼怪看不出孩子的真面目，这样孩子会少生病。另外，在媒人的脸上涂上红色，叫红苏牙，含有祝福之意。还有端午时节在孩子头上用朱砂点红，认为这样可以辟邪。

【中医延伸】

锅底灰，中药叫百草霜、灶突墨、灶突中尘、额上墨等，民间叫火炭灰、锅底灰、锅底黑等，为柴草经燃烧后附于锅底或烟筒中所存的烟墨。手捻即为细末，质轻细，似霜，随风可以飞扬，入水则漂浮而分散，无臭、无味，可止血、止泻，用于吐血、咯血、便血、功能性子宫出血、腹泻、食积泻痢等；外用治外伤出血、衄血等症。

另有一种灶心土，为烧木柴或杂草的土灶内底部中心的焦黄土块。在拆修柴火灶或烧柴火时，将烧结的土块取下，用刀削去焦黑部分及杂质即得，又名伏龙肝。味辛，性微温，归脾、胃经，具有温经止血的作用，主治脾气虚寒、摄血无力所致吐血、便血、崩漏下血等症；又能温中止呕，主治中焦虚寒呕吐、妊娠呕吐；还能温脾涩肠止泻，可用于脾虚久泻。

朱砂，中药名，为硫化物类矿物辰砂族辰砂，主要含硫化汞（HgS）。采挖后，选取纯净者，用磁铁吸净含铁的杂质，再用水淘去杂石和泥沙。其味甘，性微寒，归心经；可清心镇惊、安神、明目、解毒；用于心悸易惊、失眠多梦、癫痫发狂、小儿惊风、视物昏花、口疮、喉痹、疮疡肿毒等症。

【临证参考】

上述三种中药目前一般很少应用于临床。朱砂有一定毒性，所以必须在医师的指导下应用。

13. 鳗鲡西（死）了汤罐里——自噶寻西（死）

【俗语解释】

崇明人说“死”，一般读作“西”，“死掉了”常说“西特了”。汤罐一般指放置在灶头上用于烧热水的罐子。原句的意思就是鳗鲡自己游到罐子里，自己找死。

【中医延伸】

鳗鲡的肉、骨、血、鳔等均可入药。其肉性温、平味甘，有滋补强身、祛风杀虫之功效。入药可治疗肺结核经久不愈而造成的身体虚弱、结核发热、赤白带下、风湿、骨痛、体虚等症。李时珍认为：“鳗鲡所主诸病，其功专在杀虫祛风。”

【临证参考】

加工鳗鲡时应注意其血清有毒。虽然毒素可通过加热或胃液被破坏，但生饮鳗血有时可引起中毒。

14. 黄鲢头——发痴

【俗语释义】

歇后语，指“看不懂”，也指莫名其妙地对人做出出格之举。崇明人说的“发痴”，一般指做出常人觉得不可思议的行为或者举动。

【中医延伸】

黄鲢是鳙鱼的别名，属鲤形目，鲤科，鳙属，俗称花鲢、胖头鱼、大头鱼等。其具有疏肝解郁、健脾利肺、补虚弱、祛风寒、益筋骨的功效，可用于咳嗽、水肿、肝炎、眩晕、肾炎和身体虚弱的治疗。

【临证参考】

鳙鱼适合糖尿病、高脂血症、动脉硬化、水肿、记忆力衰退、风湿痹痛等患者适量食用，具有一定的补益作用。

15. 膝馒头表皮——无来去

【俗语释义】

膝馒头，指膝盖骨。膝盖上的皮肤较薄，该说法比喻事情没有商量的余地。

【中医延伸】

膝关节，由股骨内、外侧髁和胫骨内、外侧髁以及髌骨构成，为人体最大且构造最复杂、损伤机会亦较多的关节。关节囊较薄而松弛，附着于各骨关节软骨的周缘，关节囊的周围有韧带加固。

【临证参考】

膝盖是人体主要的承重关节之一，平素锻炼要因人而异，不可勉强，否则容易出现膝盖肌肉和韧带的损伤。

16. 一卷经念到底——死脑筋

【俗语释义】

比如人没有根据实际情况变通想法和做法，也就是俗称的“一根筋”。

【中医延伸】

中医诊治疾病，最忌讳“一卷经念到底”，而要特别重视两个原则：一是三因制宜，即因时、因地、因人制宜，具体指治疗疾病要根据季节、地区以及人体的体质、性别、年龄等不同情况制定适宜的治疗方法。二是辨证论治，包括辨证和论治两个过程。所谓辨证，就是根据四诊所收集的资料，通过分析、综合，辨清疾病的病因、性质、部位以及邪正之间的关系，概括、判断为某种性质的证；论治又称施治，是根据辨证的结果，确定相应的治疗方法。

【临证参考】

三因制宜和辨证论治是中医学的精华，任何脱离这一指导原则的诊治都是片面的。

17. 黄牛角，水牛角——各管各

【俗语释义】

崇明话“角”和“各”同音，“黄牛角，水牛角——各管各”指两种不搭界的事情。

【中医延伸】

好多动物的角均可以入药，比如犀牛角、水牛角、羚羊角、鹿角等。其中犀牛角性寒，具有清热凉血、解毒定惊的作用，可用于热病神昏谵语、斑疹、吐血、衄血等症。水牛角是中药犀牛角的替代品，功能清热、凉血、定惊、解毒，治伤寒温病热入血分导致的惊狂、烦躁、谵妄、斑疹、发黄、吐血、衄血、下血、痈疽肿毒等症。羚羊角味咸、性寒，归经肝、心经，具有平肝息风、清肝明目、散血解毒之效，用于治肝风内动、惊痫抽搐、妊娠子痫、高热惊厥、癫痫发狂、头痛眩晕、目赤翳障、温毒发斑、痈肿疮毒等症。鹿角，味咸、性温，具有行血、消肿、益肾的作用，可治疮疡肿毒、瘀血作痛、虚劳内伤、腰脊疼痛等症。

【临证参考】

中药中角类物质一般需要先煎半小时，才能溶出有效成分。

18. 拉哭拉笑——猫猊斋灶

【俗语释义】

此为源于启东一带的方言，后流传至崇明，原文为“一哭一笑，猫尼郎吊，狗屎馒头祭灶”，含有逗乐、不够严肃、一会儿哭一会儿笑、哭笑无常、无厘头之意。

【中医延伸】

中医学中有一个“脏燥”的病名，主要症状为神躁不宁，哭笑无常。汉代张仲景在《金匮要略·妇人杂病》中谓：“妇人脏躁，喜悲伤欲哭，像如神灵所作，数欠伸，甘麦大枣汤主之。”另一疾病叫狐惑病：“狐惑之为病，状如伤寒，默默欲眠，目不得闭，卧起不安，蚀于喉为惑，蚀于阴为狐，不欲饮食，恶闻食臭，其面目乍赤、乍黑、乍白，蚀于上部则声嗄，甘草泻心汤主之。”（《金匮要略·百合病狐惑阴阳毒》）。还有一种“百合病”，症见：神志恍惚，意欲饮食，复不能食，时而欲食，时而恶食；沉默寡言，欲卧不能卧，欲行不能行，如有神灵；如寒无寒，如热无热，口苦，小便赤，舌红少苔，脉微细。此为百合病之心肺阴虚内热证，多用百合地黄汤养阴清热，补益心肺。

【临证参考】

这类中医病症，常见于更年期综合征、癔病、失眠等，临床常用甘麦大枣汤、甘草泻心汤、百合地黄汤等治疗。

19. 青石头上种葱——旡处生根

【俗语释义】

长在青石头上的葱，根很难生长进石头里。比喻没有根基。

【中医延伸】

葱味辛、性微温，具有发表通阳、解毒调味、解热祛痰等作用，用于治疗风寒感冒、阴痛腹痛、恶寒发热、头痛鼻塞、乳汁不通、二便不利等症。葱的挥发油有效成分具有刺激身体汗腺而发汗散热的作用；葱油可刺激上呼吸道，使黏痰易于咯出。葱还有刺激机体消化液分泌的作用，能够健脾开胃，增进食欲。

【临证参考】

葱为辛温发散之品，阴虚火旺者应慎用。

特色动植物篇

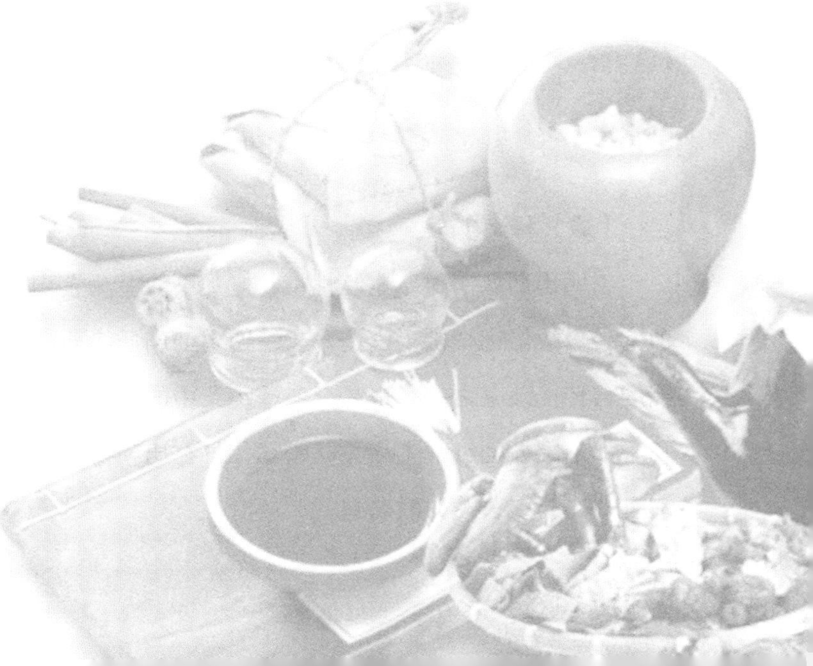

1. 崇明香酥芋

【原文释义】

崇明芋艿有两个品种，一种是王乌芋，一种是香酥芋。香酥芋比一般芋艿更加酥软芳香、有粉质感，吃起来略带甜香，当地人称之为“香酥芋”。

【中医延伸】

芋艿味甘辛、性平，归肠、胃经；可益胃健脾、宽肠通便，解毒散结、化痰消肿止痛、补益肝肾、调节中气、添精益髓。

【临证参考】

对于过敏性体质（荨麻疹、湿疹、哮喘、过敏性鼻炎）者、小儿食滞者、胃纳欠佳者以及糖尿病患者应少食芋艿。

2. 崇明山药

【原文释义】

崇明山药属芋科草本蔓性植物。地下块茎为食用部分，形似佛手，故俗称“佛手山药”。崇明山药肉质嫩而洁白，是崇明的名特优蔬菜之一，也是秋冬季蔬菜中的珍品。山药又称薯蓣，和中国人的日常生活关联密切，早在唐朝诗圣杜甫的诗中就有“充肠多薯蓣”的名句。

【中医延伸】

山药，味甘、性平，无毒。归脾、肺、肾经。山药是山中之药、食中之药。不仅可做成保健食品，而且具有调理疾病的药用价值。其具有健脾和胃、补益肺气、固肾益精之功效，主治脾虚腹泻、肺虚咳嗽、糖尿病消渴、小便短频、遗精、妇女带下及以消化不良为特征的慢性肠炎等病症。

【临证参考】

山药可以单独食用，也可以作为药物和其他药一起服用，具有良好的滋补作用。

3. 崇明花菜

【原文释义】

崇明是华东地区最大的花菜产地之一，花菜已成为崇明名副其实的拳头农产品。目前，全区共建立了 10 个无公害标准化生产示范基地，崇明花菜还出口到了日本、韩国、新加坡、新西兰、俄罗斯、蒙古等国家和地区。

【中医延伸】

花菜味甘、性平，具有开音止咳、清热利尿的功效，对肥胖、视力衰弱及水肿有一定疗效，并可预防动脉硬化。花菜的营养价值很高，常食能美化肌肤，对保护视力有一定的作用，同时能预防胃溃疡和十二指肠溃疡。此外，对消化不良、食欲不佳、大便干硬的人也很适合食用。

【临证参考】

花菜性寒凉，易伤脾胃；食用时则可配葱、姜、蒜等佐味。

4. 崇明“地卵”

【原文释义】

崇明人称的“地卵”，是荸荠，素有“地下雪梨”之称，又称“地栗”。它像栗子，不仅是形状像，连性味、成分、功用都与栗子相似，又因它在泥中生长，所以有“地栗”之称。

【中医延伸】

荸荠古称凫茈（fú cí），又称乌芋，是多年生草本植物，种水田中。地下茎为扁圆形，表面呈深褐色或枣红色；肉白色，可食。荸荠味甘、性微寒，滑、无毒。其能消渴除热，温中益气，下丹石，消风毒，除胸中实热气，可作粉食。因为荸荠生长在泥水中，外皮和内部都有可能附着较多的细菌和寄生虫，所以不宜生吃，一定要洗净煮透后方可食用，而且煮熟的荸荠更甜。

【临证参考】

荸荠不仅可以促进人体新陈代谢，还具有一定的抑菌功效。荸荠中的磷含量是所有茎类蔬菜中含量最高的。磷元素可以促进人体发育，同时可以促进体内的糖、脂肪、蛋白质三大物质的代谢，调节酸碱平衡。

5. 崇明甜芦粟

【原文释义】

甜芦粟又称芦穄，是高粱的别种，形如芦苇，高丈余（来源于《崇明县志》）。和菜瓜一样，甜芦粟几乎无家不种、无人不吃，在当地，芦粟更是游子思乡的情结。具体品种可分青皮芦穄、黄皮芦穄、黑穗头芦穄、红穗头芦穄和糖芯芦穄等十多种。

【中医延伸】

甜芦粟味甘甜、性凉，具有生津养胃、健脾消肿的功效。对于经常便秘的患者可以通便排毒，而且吃多了也不会上火。对于感冒咳嗽的患者，可以缓解咳嗽的强度，去体热、降虚火。芦穄用途广泛，不仅可以直接掰开吃，还可以用来制酒，它的茎秆可榨汁熬糖。根还可入药，对治疗气喘、血流不通畅具有一定的功效。

【临证参考】

甜芦粟含有碳水化合物、脂肪、蛋白质、铁、钙、磷等多种营养成分，有清热解毒之功效，在当地传说小孩在夏令日食3支甜芦粟，就能不生或少生“热疖”。

6. 崇明藏红花

【原文释义】

药用的藏红花，目前国内市场上约 80% 来源于崇明岛，因其有效成分含量极高，素有“崇明一枝花”的美称。

【中医延伸】

“藏红花”因西藏而得名，却并不产自西藏。藏红花原产希腊、伊朗等欧洲及中东地区，最早经西藏传入我国而得名。但因土壤气候环境等原因，西藏并不产药用藏红花。药用藏红花具有活血化瘀、凉血解毒、解郁安神、祛斑美容养颜等功效，主治月经不调、闭经、产后瘀血腹痛、不孕不育等妇科疾病，对治疗心脑血管疾病、降“三高”、抗肿瘤等具有一定的疗效。另外有一种与藏红花容易混淆，且经常入药的药物叫红花，其性温、味辛，有活血通经、散瘀止痛的功效。常用于闭经、痛经、恶露不行、胸痹心痛、瘀滞腹痛、胸胁刺痛、跌打损伤、疮疡肿痛等病症。

【临证参考】

红花和藏（西）红花，虽然只差一个字，功效、主治及价格却完全不同，临床用药不要混淆。

7. 崇明芦头

【原文释义】

崇明人所讲的芦头，其实就是芦苇，又叫芦柴根、顺江龙、水蓈蕵、芦通等。

【中医延伸】

中药芦根，可入药。味甘、性寒，归肺、胃经。具有清热生津、除烦、止呕、利尿的作用，可用于热病烦渴、胃热呕吐、肺热咳嗽、肺痈吐脓、热淋涩痛等症。

【临证参考】

芦根可入药，也可煲汤食用。

8. 崇明金柑

【原文释义】

崇明盛产金柑，金柑又称金枣、金橘，属于大众喜欢的水果之一。

【中医延伸】

金橘味甘甜、性平，具有理气、解郁、化痰、止渴、消食、醒酒的功效。金橘能增强机体抗寒能力，可以防治感冒、降低血脂。橘子可谓全身都是宝，不仅果肉的药用价值较高，其皮、核、络、叶都可作为药材。橘皮入药称“陈皮”，具有理气燥湿、化痰止咳、健脾和胃的功效，常用于防治胸胁胀痛、疝气、乳胀、乳房结块、胃痛、食积等症。其果核叫“橘核”，有散结、止痛的功效，临床常用来治疗睾丸肿痛、乳腺炎性肿痛等症。橘络，即橘瓤上的网状经络，有通络化痰、顺气活血之功效，常用于治疗痰滞咳嗽等症。橘叶具有疏肝理气、消肿散毒之功效，为治胁痛、乳痛的要药。橘皮刮掉白色的内层，单留表皮称为“橘红”，具有理肺气、祛痰等功效，临床多用于治疗咳嗽、呃逆等症。

【临证参考】

中医学认为橘子性温，多吃易上火，会使人出现口舌生疮、口干舌燥、咽喉干痛、大便秘结等症状，因此阴虚火旺或者实热证者不宜多食。

9. 崇明茭排（白）

【原文释义】

崇明话把茭白叫“茭排”。茭白为多年生挺水型水生草本植物的根状茎，常作蔬菜栽培。

【中医延伸】

人们最早食用的是茭白的种子，其子又名菰米，为“六谷”（稻、黍、稷、粱、麦、菰）之一。据说用菰米煮饭，香味扑鼻且又软又糯。如杜甫的“滑忆雕胡饭，香闻锦带羹”，王维的“郧国稻苗秀，楚人菰米肥”等，就是例证。现代多食用其块状茎，中医认为其味甘、性寒，归肝、脾、肺经，具有解热毒、除烦渴、利二便之功，可治疗烦热、消渴、二便不通、黄疸、痢疾、热淋、目赤、乳汁不下、疮疡等病症。

【临证参考】

茭白目前药用较少，大多作为食品使用，可以素炒，也可以和肉类一起荤炒，还可以炖汤。

10. 崇明黄芽菜

【原文释义】

黄芽菜是大白菜的一个类属，是北方大棚、南方露地秋种冬收的珍稀名贵新菜种。黄芽菜著名品种有“六十日”“菊花心”“瓦盖头”“大包头”“小包头”等。白皮包心，顶叶对抱，包心坚实，黄化程度高。煮则汤若奶汁，炒则嫩脆鲜美，且耐贮藏，为冬令常备蔬菜。崇明有一道菜叫黄芽菜炒年糕，是大家熟知的一道美食。

【中医延伸】

白菜性平、味甘，有清热除烦、解渴利尿、通利肠胃的功效。中医学认为：黄芽菜有养胃消食之功能，可治消化不良和十二指肠溃疡；兼具清热解渴、止咳、抗癌等作用。常言道：鱼生火，肉生痰，豆腐白菜保平安。

【临证参考】

黄芽菜含有蛋白质、脂肪、多种维生素和钙、磷等矿物质以及大量粗纤维，用于炖、炒、熘、拌以及做馅、配菜都可以。白菜含较多维生素，与肉类同食，可增添肉的美味。

11. 崇明“三老”之老白酒

【原文释义】

崇明老白酒，是崇明区传统特色产品之一。它以糯米为原料，经淋饭后拌药加水精心酿造而成，加上该酒味道甜润，色呈乳白，故又有“甜白酒”“米酒”“水酒”之称。崇明老白酒质量地道，风味独特，有别于一般的白酒与黄酒。该酒上口甜而微酸，香味醇厚，酒精度适中（12%~13%），后劲足，有回甘，是深受欢迎的低度酒，其中尤以“菜花黄”和“十月白”两个品种为最佳。

【中医延伸】

中医学认为白酒有活血通脉、助药力之效，能使人增进食欲、消除疲劳、心情愉快，并有御寒提神的功能。

【临证参考】

米酒中含有多种糖类、氨基酸及维生素。少量服用对人体有益，因其性辛温、性猛，易生热化火，故不宜多服。

12. 崇明“三老”之老毛蟹

【原文释义】

据统计，世界上各大江河湖海中，共有300多种螃蟹，其中可供食用的有20余种，而最负盛名的要数我国的中华绒螯蟹。在中华绒螯蟹中最有声誉的是白洋淀的胜芳蟹、阳澄湖的清水蟹和崇明的老毛蟹。崇明老毛蟹独具风味，它个小、壳薄，肉质细密而有香味，雌性蟹黄足，雄性蟹脂多，深受人们喜爱，驰名海内外。

【中医延伸】

中医学认为，螃蟹有清热解毒、补骨填髓、养筋活血、利肢节、滋肝阴、充胃液之功效，对于瘀血、黄疸、腰腿酸痛和风湿性关节炎等有一定的食疗作用。螃蟹富含蛋白质、微量元素，能较好地滋补身体。研究表明，螃蟹具有抗结核作用，对结核病人的康复大有裨益。

【临证参考】

螃蟹性寒、味咸，脾胃功能差的人不宜多食。多配姜末和醋食用，以解腥及制约其寒凉性。

13. 崇明“三老”之老黑皮西瓜

【原文释义】

老黑皮西瓜是崇明特产之一，有数百年的栽培历史，主要产自向化、汲浜、陈家镇等乡。此瓜瓜圆、肉厚、个重。一般的重 7~10 斤，大者重 20~30 斤；瓜皮厚度在 1.5~3.0 厘米，是制作蜜饯的原料，用它加工而成的西瓜酱瓜清淳甜美。

【中医延伸】

西瓜性寒、味甘入心、脾两经，具有清热解暑、止渴除烦的功效，主治中暑、温热病、心烦口渴、小便不利等症，还可以治疗高血压、肾炎、肝炎、胆囊炎、黄疸等病。西瓜皮又叫“西瓜翠衣”，味甘、性凉，有清热解暑、利尿的功效，可治疗口舌唇内生疮、小儿夏季热病等。西瓜籽仁有降血压、清肺润肠、和中止渴等作用。西瓜霜是一味常用中成药，味咸、性寒，能清热泻火、消肿止痛，对咽喉肿痛、口舌生疮、牙痛、乳蛾及喉痹等症有明显疗效。

【临证参考】

据《食用本草》记载：“西瓜性寒解毒，有‘天性白虎汤’之号。”西瓜是解暑的良药，夏令常吃，能预防中暑及辅助治疗其他温热病。

14. 崇明“三白”之洋扁豆

【原文释义】

洋扁豆，又名白扁豆，为一年生缠绕草本植物扁豆的成熟种子。扁豆原产自印度、印度尼西亚等热带地区，约在汉晋间引入我国，属于崇明特色农产品之一。

【中医延伸】

白扁豆，味甘、性微温，归脾、胃经，可健脾化湿、和中消暑，用于脾胃虚弱、食欲不振、大便溏泻、白带过多、暑湿吐泻、胸闷腹胀等症。炒白扁豆健脾化湿，用于脾虚之证。

【临证参考】

白扁豆既可当药物，又可作食物，具有健脾化湿的作用。

15. 崇明“三白”之白山羊

【原文释义】

崇明白山羊是长江三角洲地区羊种之一，是在崇明特定水土条件下孕育而成的地方特有良种，崇明白山羊为肉、皮、毛兼用型品种。白山羊肉是崇明的传统特产之一。

【中医延伸】

《本草纲目》记载，羊肉有益精气、疗虚劳、补肺肾气、养心肺、解热毒、润皮肤之效，主治虚劳寒冷、丈夫五劳七伤。除供健康人冬季进补外，凡因久病体虚、产后体弱、气血亏损或阳气不足而畏寒怕冷、频尿夜尿、阳痿早泄、月经失调、宫寒不孕者四季均可食用。

【临证参考】

羊肉性温热，实热体质或阴虚体质者不宜多食。

16. 崇明“三白”之白虾

【原文释义】

白虾为十足目长臂虾科白虾属甲壳动物的统称。因甲壳较薄、色素细胞少，平时身体透明，死后呈白色，故名。

【中医延伸】

虾味甘、性微温，归肝、胃、肾经，能补肾壮阳、通乳、托毒，主治肾虚阳痿、产妇乳少、麻疹透发不畅、阴疽、恶核、丹毒、臁疮。

【临证参考】

虾富含蛋白质及微量元素，对人体具有一定的滋补作用。

17. 崇明“三豆”之大红袍赤豆

【原文释义】

大红袍赤豆又叫赤豆，其粒大，色红紫，皮薄，肉细、易酥，是上海各食品厂制作赤豆棒冰、猪油豆沙汤团、赤豆粽子、赤豆糕等特色食品的重要原料。营养价值较高。

【中医延伸】

赤小豆性平，味甘、酸，能利湿消肿、清热退黄、解毒排脓。被广泛应用于水肿、脚气、黄疸、泻痢、便血、痈肿、乳汁不通等病症。

【临证参考】

赤小豆又名饭赤豆，以粒紧、色紫赤者为佳，但久食赤小豆则令人黑瘦结燥；阴虚而无湿热者及小便清长者不宜多食赤小豆。

18. 崇明“三豆”之猪血扁豆

【原文释义】

猪血扁豆是扁豆的一种，产于上海崇明。其质地脆嫩，味相对其他豆类来说更香糯，煮而易酥。近几年，猪血扁豆种植面积逐渐增大，也属于崇明特色蔬菜之一。扁豆因其品种不同，叫法也千差万别，猪血扁豆在当地多称之为“红扁豆”，但也有人认为猪血扁豆不是红扁豆。

【中医延伸】

中药红扁豆具有健脾、益气、化湿功效，和中药白扁豆具有类似的功能，多用于脾胃亏虚、暑热偏重的纳差、乏力、腹胀、烦渴等。

【临证参考】

豆类因含有较高的植物蛋白，作为日常蔬药被广泛种植和食用。

19. 崇明“三豆”之牛踏扁

【原文释义】

“牛踏扁”，苏州指一种蚕豆品种，到了上海却是毛豆的一种。上海近郊诸区如崇明、金山、青浦、松江等地都出产“牛踏扁”。新鲜毛豆除了供作菜肴之外，还可以制成熏青豆，微咸鲜香，咬劲十足，价廉物美。

【中医延伸】

毛豆味甘、性平，入脾、大肠经，具有健脾宽中、润燥消水、清热解毒、益气的功效，主治疳积泻痢、腹胀羸瘦、妊娠中毒、疮痈肿毒、外伤出血等。

【临证参考】

一定要将毛豆煮熟或炒熟后再吃，否则，其中所含的胰蛋白抑制齐和大豆凝集素会引起中毒。

20. 崇明“三瓜”之牛角瓜

【原文释义】

牛角瓜属崇明三瓜之一，目前在崇明种植较少，故较为少见。

【中医延伸】

牛角瓜具有广泛的药用价值，在印度被认为是传统的药用植物，其根、茎、叶和果等均可药用，具有消炎、抗菌、化痰和解毒等作用，用于麻风病、哮喘、咳嗽、溃疡和肿瘤等疾病的治疗。牛角瓜的乳汁具有强心、保肝、镇痛消炎等疗效；树皮可治癫痫；其果可祛痰定喘，主治百日咳、支气管炎、哮喘等。

【临证参考】

作为药食同源的作物，牛角瓜具有一定的治疗作用。

21. 崇明“三瓜”之黄金瓜

【原文释义】

黄金瓜，又名金丝瓜、金瓜，在崇明已有百年以上的种植历史，是崇明的传统特产。形呈卵状，色泽金黄，是一种奇特的蔬菜。将瓜剖开蒸煮后，其瓜肉即可自然成丝。

【中医延伸】

中医学认为黄金瓜具有补中益气、消炎止痛、解毒杀虫的作用，对老年人高血压、冠心病、肥胖症等，亦有较好的疗效。

【临证参考】

黄金瓜不仅味美可口，而且营养丰富，除了有人体所需的多种维生素外，还含有易被人体吸收的磷、铁、钙等多种营养成分。

22. 崇明“三瓜”之酱包瓜

【原文释义】

酱包瓜，亦称甜包瓜，俗称包瓜，是上海崇明的传统名菜之一。由于它色香味俱佳，曾被清朝皇宫列为贡瓜。

【中医延伸】

酱包瓜以生瓜作原料。生瓜皮色乳白，肉厚皮薄，水多味淡，质地细密，经用纯面粉制作的甜酱，采取特殊工艺精心腌制，便成了酱包瓜。酱包瓜肉厚皮薄，食之甜而不腻，脆嫩爽口，堪称酱瓜中的佼佼者。瓜体呈透明状，放在灯光下一照，条条都是嫩黄色的晶体，里边的瓜子粒粒可数。切片佐食，香味浓郁。

【临证参考】

酱包瓜属于腌制食品，不宜多食。

23. 鸡公花

【原文释义】

鸡冠花，崇明又叫鸡公花，花色鲜艳，貌似公鸡之冠，故叫鸡冠花，乡间路边多见。

【中医延伸】

鸡冠花，别称鸡冠、鸡冠头花、鸡髻花、鸡公花、鸡米花。鸡冠花味甘、涩，性凉，归肝、大肠经。具有清热除湿、收敛涩肠、凉血止血、止泻止带之功效，适用于赤白痢疾、功能性子宫出血、痔漏下血、吐血、咯血、衄血、血淋、白带过多、崩漏、遗精、乳糜尿等病症。种子能清肝明目，主治目赤肿痛、翳障等症。

【临证参考】

崇明当地有用鸡冠花煎汤治疗妇科疾病如白带过多、尿频尿急等症的习俗，但在实际应用时要结合具体的临床表现，不能一概论治。

24. 割人藤、拉拉藤、刺刺藤、拉拉蔓

【原文释义】

割人藤又名葎草、麻葛蔓、葛葎蔓、拉拉藤、五爪龙，多年生茎蔓草本植物。雌雄异株，通常群生，茎和叶柄上有细倒钩，容易划伤手脚，所以叫作割人藤。叶片呈掌状，茎喜缠绕其他植物生长。嫩茎和叶可作食草动物的饲料，亦可入药。

【中医延伸】

中药葎草，味苦、甘，性寒，归肺、肾经，具有清热解毒，利尿消肿之效，可用于治疗肺结核潮热、肠胃炎、痢疾、感冒发热、小便不利、急肾盂肾炎、膀胱炎、泌尿系结石等症，外用可治痈疖肿毒、湿疹、毒蛇咬伤。

【临证参考】

割人藤茎、叶的乙醇浸液在试管内对革兰氏阳性菌有显著抑制作用；对革兰氏阴性菌、酵母菌无效。

25. 白果树（灵眼树）

【原文释义】

银杏果，即白果，是坚果的一种。银杏果因其特殊的口感，受到很多人的喜爱。因为白果椭圆，像眼睛，其树又称“灵眼

树”。崇明人多把银杏树种在庙宇等地，暗含灵异之意。

【中医延伸】

白果味甘、苦、涩，性平，有毒，归肺经，具有敛肺定喘、止带、缩尿的功效。生白果有小毒，内服用量宜小，能降浊痰、杀虫，用于治疥癣、酒皶、阴虱。炒后可降低毒性，增强收涩之性，长于温肺定喘、缩尿、止带，用于气逆咳喘或久嗽、带下、白浊、肾虚尿频、小儿腹泻等症。银杏叶又名白果叶、鸭脚子，味苦、甘、涩，性平，有小毒，归心经、肺经、脾经，具有活血养心、敛肺涩肠之功效，可治胸痹心痛、喘咳痰嗽、泄泻痢疾、白带等病症。

【临证参考】

民间有吃银杏果的习惯，但总量一定要控制，一次食用尽量不要超过 10 粒，否则可能引起中毒。

26. 穿穿活

【原文释义】

穿穿活，因其不苛求环境，自然生长旺盛而得名，中药叫接骨木。崇明人常用该药水煎煮后治疗扭伤症。

【中医延伸】

接骨木，味甘、苦，性平，归肝经。具有祛风利湿、活血、止血之功效，主治风湿痹痛、痛风、大骨节病、急慢性肾炎、风疹、跌打损伤、骨折肿痛、外伤出血等症。

【临证参考】

接骨木一般和其他祛风活血等中药配伍，效果更佳。

27. 小尖头

【原文释义】

崇明乡间到处都有“小尖头”可采。夏季小孩鼻子出血，都有煎“小尖头”汤喝的风俗。其实“小尖头”为中药小蓟，为菊科多年生草本植物，另外还有同类植物大蓟，为菊科多年生宿根草本植物。大蓟与小蓟均始载于陶弘景的《名医别录》，并被列入中品。李时珍的《本草纲目》将其载于草部湿草类。

【中医延伸】

大蓟、小蓟均味甘、苦，性凉，有清血热、消肿毒、破血行瘀的作用。生用可以消痈肿疮毒，炒炭可止各种出血，如吐血、鼻衄、咳痰或唾液中带血，以及子宫出血等症。凡是血分有热的出血证，都可以内服。大蓟与小蓟都有凉血止血的功效，用于治疗血热妄行所致的出血证，两者又都有消散痈肿作用，可治疗热毒疮痈。

【临证参考】

在临床功效上，大蓟偏于散瘀消肿，小蓟偏于凉血止血。一般可以互相代替使用。

28. 无骨头肉

【原文释义】

无骨头肉即豆腐，豆腐可由黑豆、黄豆、白豆、豌豆和绿豆等原料研磨做成，因为软嫩色白，所以叫无骨头肉、白马肉。

【中医延伸】

中医学认为，豆腐味甘、咸，性寒，无毒。具有宽中益气、调和脾胃、消除胀满、通大肠浊气、清热散血的作用，对脾胃虚弱、大便不通、实热内结的患者，具有一定的调理作用。

【临证参考】

肾脏病患者大量食用豆腐，摄入过多的植物性蛋白质，会加重肾脏的负担，故不宜多食。

29. 缠麦头

【原文释义】

缠麦头指把本来不相关的事情胡乱地纠缠在一起，因为麦头（麦穗的芒刺头）容易纠缠在一起。

【中医延伸】

药用小麦主要有两种：淮小麦是主产于江淮地区的小麦；

浮小麦是主要产于北方的小麦（干瘪的果实）。两种药物的功效也不尽相同：淮小麦主要入里，益气养心，除烦止渴，用于脏躁、心烦不安、消渴之证较多；浮小麦主要走表，去浮热、止汗之力比较强，对于虚汗不尽者较为多用。

【临证参考】

两种都是小麦，一般食用以淮小麦为主，药用可根据不同情况选用。

30. 激凌子

【原文释义】

崇明话“激凌子”是一种叫金铃子的植物，俗称赖葡萄，其有金黄色的外壳，上面鼓凸着若干大小不等的颗包，果实成熟时，瓤是红的，味甜，含有丰富的维生素 A 和维生素 C。

【中医延伸】

中药川楝子干燥的成熟果实也叫金铃子，其色棕黄，与赖葡萄完全不同。川楝子始载于《神农本草经》，其气特异，味酸、苦，性寒，有小毒，能疏肝、行气、止痛、驱虫，用于治疗胸胁、脘腹胀痛、疝痛、虫积腹痛等症。

又有一种动物，叫金蛉子，又名唧蛉子、金蛉、蛣蛉，属直翅目蟋蟀科的小鸣虫。此虫以夏季夜间活动为主。因其身体闪亮如金，鸣叫的声音清脆，犹如金属铃子的响声，故名“金蛉子”。

【临证参考】

金铃子（赖葡萄）可以食用，但川楝子味苦，有小毒，临床亦入药，但应慎用。

31. 矮脚黄狼

【原文释义】

崇明话中的“矮脚黄狼”压根不是狼，而是一种食品，即山芋。崇明人把削山芋皮叫作槧蕃芋。

【中医延伸】

山芋又叫红薯，有“补虚乏，益气力，健脾胃，强肾阴”的功效，使人“长寿少疾”；还能补中、和血、暖胃、肥五脏等。当代《中华本草》谓其“味甘，性平。归脾、肾经”“补中和血、益气生津、宽肠胃、通便秘。主治脾虚水肿、疮疡肿毒、肠燥便秘”。

【临证参考】

红薯的不足之处是缺少蛋白质和脂质，粗纤维含量较多，消化不良或者胃病患者宜少量使用。

32. 合欢树（夜掩树，夜合树）

【原文释义】

合欢树，又名夜掩树，豆科，属落叶乔木，喜温暖湿润和阳光充足的环境，气微香，味淡。因其叶子晚上自然合拢，故称“合欢树”。相传虞舜南巡苍梧而死，其妃娥皇、女英遍寻湘江，终未寻见。二妃终日恸哭，泪尽滴血，血尽而死，遂化为神。后来，人们发现她们的精灵与虞舜的精灵“合二为一”，变成了合欢树。合欢树叶，昼开夜合，相亲相爱。自此，人们常以“合欢”表示忠贞不渝的爱情。

【中医延伸】

合欢树的皮和花均可入药。皮为合欢皮，味甘、性平，有解郁、和血、宁心、消痈肿之功，可治心神不安、忧郁、失眠、肺痈、痈肿、瘰疬、筋骨折伤。合欢花味甘、性平，能舒郁、理气、安神、活络、养血、滋肾阴、清心明目，主治郁结胸闷、失眠健忘、滋阴补阳、眼疾、神经衰弱等症，还具有清热解暑、养颜祛斑、解酒等功效。

【临证参考】

合欢花、合欢皮均可入药，根据其昼开夜合的特点，可运用于失眠的治疗。

33. 蒲桃（核桃）——孛桃（葡萄）

【原文释义】

崇明有句顺口溜叫“三升蒲桃四升壳”。“蒲桃”即胡桃或核桃；而葡萄则被叫作“孛桃”，野葡萄根即野孛桃根。

【中医延伸】

核桃仁，又名胡桃仁、胡桃肉，味甘、性温，归肾、肺、大肠经，可补肾，温肺，润肠，用于治疗腰膝酸软，阳痿遗精，虚寒喘嗽，大便秘结。野葡萄根，味甘、性平，无毒，具有利尿、消炎、止血之功效，可治疗慢性肾炎、肝炎、小便涩痛、胃热呕吐、风疹块、疮毒、外伤出血等病症。

【临证参考】

核桃是食疗佳果。核桃中含有大量脂肪和蛋白质，极易被人体吸收。成熟的葡萄营养丰富，含糖量高达10%~30%，其中以葡萄糖为主；其含有矿物质钙、钾、磷、铁以及维生素 B_1、维生素 B_2、维生素 B_6、维生素 C 和维生素 P 等。

34. 黄眼藤

【原文释义】

崇明黄眼藤，系中药材鸡丝藤，又称乌蔹莓、野葡萄藤、五爪龙藤等。中药乌蔹莓为葡萄科植物乌蔹莓的全草或根。夏、秋季割取藤茎或挖出根部，除去杂质，洗净，切段，晒干或鲜用。

【中医延伸】

鸡丝藤，味苦、性凉，具有清热利湿、解毒消肿的功效，主治热毒痈肿、疔疮、丹毒、咽喉肿痛、泻痢、白浊、尿血、蛇虫咬伤、水火烫伤、风湿痹痛、黄疸等。

【临证参考】

鸡丝藤可单独使用，也可伍用其他药物，脾胃虚寒者慎用。

35. 缠死痨

【原文释义】

“缠死痨”在崇明方言中专指难打交道、纠缠不清。

【中医延伸】

中医中有痨疬的名称，即现代医学的肺结核病。在以前，痨病难以治愈，有缠人致死的特点。肺结核的临床表现多种多样。最常见的有发热、盗汗、咳嗽、咯血、消瘦等。

【临证参考】

一旦确诊肺结核，要积极按照传染病的治疗方案进行规范治疗。

36. 响菜——鸡脚找——羊繁育

【原文释义】

崇明方言里把海蜇叫“响菜”。其实真正意义上的响菜，又名贡菜，亦称之为“山蜇菜”，为一年生草本植物。其色泽鲜绿、质地爽口，味若海蜇，清朝乾隆年间曾进贡朝廷，故称之为“贡菜”。因其食之有声音，清脆爽口，故形象地称之为“响菜”。

在崇明人的方言中，这些常比喻性质的俚语还有很多，如鸡爪叫“鸡脚找”，土豆叫“洋番芋”“羊繁育”。

【中医延伸】

海蜇具有清热平肝、化痰消积、润肠之功效，常用于肺热咳嗽、痰热哮喘、食积痞胀、大便燥结、高血压等病症。

在禽类中，乌鸡的食疗效果最显著。乌鸡味甘，性平，具有滋阴清热、补肝益肾、健脾止泻等作用。食用乌鸡可增强体质、延缓衰老、强筋健骨，对防治骨质疏松、佝偻病、妇女缺铁性贫血症等有明显功效。

土豆味甘，性平、微凉，归脾、胃、大肠经，有和胃调中、健脾利湿、解毒消炎、宽肠通便、降糖降脂、活血消肿、益气强身、美容、抗衰老之功效，主治胃火牙痛、脾虚纳少、大便干结、高血压、高脂血症等病症，还可辅助治疗消化不良、习惯性便秘、神疲乏力、慢性胃痛、关节疼痛、皮肤湿疹等症。

【临证参考】

海蜇和其他海产品一样，很容易受到诸如嗜盐菌等细菌的污染，常有食凉拌海蜇丝而致细菌性食物中毒者。土豆出芽后含有一定的毒素，应尽量避免食用。

37. 洋姑娘

【原文释义】

“洋姑娘”是崇明广泛生长的一种小浆果，味道酸甜可口，又名菇娘、酸浆果、红姑娘、挂金灯、戈力、灯笼草、洛神珠等，以果实供食用，含有丰富的维生素和矿物质，能入药，中药叫“锦灯笼”。

【中医延伸】

锦灯笼味酸、苦，性寒，归肺经，具有清热解毒、利咽、化痰、利尿之功，用于治疗肺热痰咳、咽喉肿痛、骨蒸劳热、小便淋涩、天疱湿疮等症。目前主要用于治疗黄疸型肝炎、胆囊炎、感冒发热、咽喉肿痛、支气管炎、肺脓病、腮腺炎、睾丸炎、膀胱炎、血尿、颈淋巴结核等症；外用治脓疱疮、肿毒等病症。

【临证参考】

锦灯笼含酸浆素、亚油酸、维生素 C 和维生素 B 等，所以食用“洋姑娘”不仅能养容颜，还对我们的消化功能和脂代谢都有非常大的调节作用。

38. 猪专草

【原文释义】

崇明当地人把一种生长较为茂盛的植物叫“猪专草”，因为其茎嫩叶厚，在饥荒时可作为猪的饲料，甚至可将其作为野菜填饱人们的肚子。有人说该植物是马齿苋，但也有的说不是，具体植物学分类还待考证。

【中医延伸】

中药马齿苋又名长命菜、长寿菜、五行草、马蜂菜、马马菜。其性寒，味甘酸，入心、肝、脾、大肠经；具有清热解毒、利水去湿、散血消肿、除尘杀菌、消炎止痛、止血凉血的作用；主治痢疾、肠炎、肾炎、产后子宫出血、便血、乳腺炎等病症。

【临证参考】

新鲜的马齿苋可以当作蔬菜食用，具有清热解毒、凉血化湿作用，干药材疗效下降，常和蒲公英、败酱草等联合使用。

39. 鸭苦菜——苦草（败酱草）——婆婆菜（蒲公英）

【原文释义】

崇明野菜较多，因其存在的地域不同，崇明东西部地区语言存在差异，对于一些野菜或中草药的叫法也不尽相同。比如“鸭苦菜”，有人说是蒲公英，有人说是苦菜（败酱草），而又有人说“婆婆菜”才是蒲公英。具体情况待考。

【中医延伸】

中药蒲公英，又名黄花地丁，味甘、苦，性寒，具有清热解毒、凉血、消痈排脓、祛瘀止痛的功效；可用于肠痈、肺痈高热、咳吐脓血、热毒疮疔、疮疖痈肿、胸腹疼痛、痢疾、产后腹痛、痛经等热毒湿热内阻证候。

中药败酱草，又名苦菜，味辛、苦，性微寒，入胃、大肠、肝经，能清热解毒，消痈排脓，活血行瘀；可用于肠痈、肺痈、疮痈肿毒以及实热瘀滞所致的胸腹疼痛、产后瘀滞腹痛等症。

【临证参考】

蒲公英、败酱草均属于清热解毒类中草药，具有非常好的清热解毒、抗菌消炎的功效，但脾胃虚寒者慎用。

40. 蔫绒

【原文释义】

蔫绒指蔫了的玉米须。玉米须由红变蔫，表示开始进入成熟阶段。

【中医延伸】

玉米须为禾本科玉蜀黍属植物玉米的花柱和花头，味甘淡，性平，无毒，入肝、肾、膀胱经；能利尿，泄热，平肝，利胆；可治肾炎水肿、脚气、黄疸肝炎、高血压、胆囊炎、胆结石、糖尿病、吐血、衄血、鼻渊、乳痈等症。

【临证参考】

玉米须含硝酸钾、维生素 K、谷固醇、豆固醇和一种挥发性生物碱，有利尿、降压、降血糖、止血、利胆等作用，故以其为主药所组成之验方甚多，主治也非常广泛。

41. 耳朵扁豆

【原文释义】

白扁豆颗粒大，肉厚，豆为白色，形如耳朵，故有“耳朵扁豆”之称。

【中医延伸】

扁豆，一年生草本植物，嫩荚是普通蔬菜，种子扁平，为白色或紫色。种子还可入中药，有祛暑、健脾等作用。扁豆的种子主要有红、白、黑三种。红扁豆又称“红雪豆”，可用作清肝、消炎药，治眼生翳膜。红扁豆具有健脾祛湿功效，可治白带过多、腹泻、呕逆等症。它特有的紫色暗示着其含有丰富的硒元素，具有抗癌、抗衰老的功效。白扁豆肉厚，形如半月，豆为白色，煮则绵软微甜，干炒则有韧性，可入药。白扁豆味甘、性微温，有健脾化湿、利尿消肿、清肝明目等功效。黑扁豆周边红，愈入内中，颜色愈淡，未红处是青色，肉薄，极有韧性，且有白道，如喜鹊的羽毛，故又名“鹊豆”。扁豆衣，为扁豆之干燥种皮，功效虽逊于扁豆，然无壅滞之弊，多用于脾虚有湿而致的暑湿吐泻、脚气浮肿等症。扁豆花，为扁豆之花，功用为消暑化湿，可治发热泄泻或下痢，并治妇女赤白带下。

【临证参考】

临床根据不同扁豆的功效，选用不同种类的扁豆或扁豆衣。

42. 良良僵僵

【原文释义】

崇明话中经常有一方问对方怎么样，对方会回答“良良僵僵”，意思是不好不坏。

【中医延伸】

中医学中的姜为姜料植物的干燥根茎。味辛、性热，归脾、胃经；具有温胃止呕，散寒止痛之效；用于脘腹冷痛、胃寒呕吐、嗳气吞酸等症。生姜及其加工炮制品被广泛用于临床各种疾病。其中生姜性辛温，具有发汗温中、止呕解毒、宣肺祛痰、解毒之功；主治伤寒头痛呕吐、胃寒腹痛、形寒咳嗽，同时可解半夏、南星、附子、乌头之毒。干姜是生姜的干品，性热味辛，具有温中散寒、暖脾和胃、回阳救逆、温肺化饮、温经止痛的功效，一般用于厥逆亡阳、脉微肢冷、脾胃虚寒、便溏泄泻、中寒腹痛、寒饮咳嗽、吐血便血等症。炮姜为干姜炒至表面微黑、内呈棕黄色而成，味辛苦、性大热，具有温经止血、补虚回阳之功，常用于腹痛泄泻、吐血下血等症。有人概括三者的性效为："生姜走而不守，干姜能走能守，炮姜守而不走。"此外还有煨姜、黑姜、姜皮、姜汁等，因加工炮制不同，性味也有所差异，其中姜皮善于消肿退湿，姜汁善于化痰通络。另外，中药有高良姜，其性辛热，入脾胃经，具有温中散寒、温胃止痛的功效，常用于气郁寒凝、胃脘冷痛、胸闷不舒、口吐清水。

【临证参考】

药食同源的生姜，因其炮制不同，具有不同的功效，临床需要区别选用。

43. 崇明年花——水仙花

【原文释义】

水仙花属于崇明的特色花卉，每年过年时节大多数人家里都会置办水仙花，它能够为家里增添浓浓的年味。

【中医延伸】

水仙以鳞茎（水仙根）入药。春秋采集，洗去泥沙，开水烫后，切片晒干或鲜用。水仙根味苦、辛，性寒；有小毒；能清热解毒，散结消肿，用于治疗腮腺炎、痈疖疔毒初起红肿热痛等症。

【临证参考】

本品有毒，不宜内服。因其球状茎部似洋葱，有些人会将它和洋葱混淆而误食。误食水仙花球茎者会出现恶心、呕吐、腹痛和腹泻等症状。

44. 促鳝（曲鳝）

【原文释义】

崇明话的促鳝、曲鳝，学名蚯蚓。在动物学分类中，它们属于单向蚓目。身体呈圆柱形，两侧对称，具有分节现象，雌雄同体，异体受精，生殖时借由环带产生卵茧，繁殖下一代。

目前已知的蚯蚓有 2 500 多种。

【中医延伸】

蚯蚓在中药里叫地龙，根据产地不同，有广地龙、沪地龙之分。临床常用广地龙作药材，又称开边地龙。其味咸性寒，具有清热止痉、通经活络、清热平喘、利水通淋的功效。除内服外，外用还可治疗腮腺炎、下肢溃疡、烫伤、疱疹等疾病。崇明乡下有用糖或醋泡蚯蚓治疗急性面神经炎、丹毒、疱疹等的习俗。

【临证参考】

现代药理学研究认为广地龙主含蚯蚓解热碱、蚯蚓素、蚯蚓毒素、胆固醇、胆碱、氨基酸等成分。蚯蚓解热碱有退热作用；制成蚯蚓酊有缓慢而持久的降血压作用；蚯蚓中提取的含氮物质，对支气管有明显的扩张作用。此外，蚯蚓素还有溶血的作用。

45. 知了

【原文释义】

崇明人把蝉叫“知了”。雄知了的腹部有发音器，能连续不断发出尖锐的声音。雌知了不发声，但在腹部有听器。知了幼虫生活在土里，吸食植物的根，成虫吃植物的汁。蝉属不完全变态昆虫，由卵、若虫经过数次蜕皮而不经过蛹的阶段变为成虫。

【中医延伸】

蝉蜕可入药，味咸、甘，性寒，入手太阴、足厥阴经；具有清热、熄风、镇惊之作用；主治小儿惊风、癫痫、夜啼，常用于治疗风热感冒、咽痛、音哑、麻疹不透、风疹瘙痒、目赤翳障、惊风抽搐、破伤风等症。

【临证参考】

蝉体内营养物质丰富，蛋白质含量在70%以上，脂肪约占7%，所含维生素及各种微量元素均高于一般肉类食品，其幼虫在某些地方可作菜肴食用。

46. 喇沟波

【原文释义】

崇明人所说的喇沟波，又名蟾蜍，俗称癞蛤蟆、癞刺、癞疙宝。系两栖动物，体表有许多疙瘩，内有毒腺。在我国蟾蜍分为中华大蟾蜍和黑眶蟾蜍两种。蟾衣以及从它身上提取的蟾酥是我国紧缺的药材。

【中医延伸】

喇沟波全身是宝，蟾酥、干蟾衣、蟾胆等均为名贵药材。其中蟾酥为其耳后腺、皮肤腺分泌的白色浆液，内含多种生物活性物质，有解毒、消肿、止痛、强心利尿、抗癌、麻醉、抗辐射等功效，可治疗心力衰竭、口腔炎、咽喉炎、咽喉肿痛、皮肤癌等症。蟾蜍除去内脏的干燥尸体为干蟾衣，性寒、味苦，可用于治疗小儿疳积、慢性气管炎、咽喉肿痛、痈肿疔毒等症，近年来还用于治疗多种癌症或配合化疗、放疗，其不仅能提高疗效，还能减轻放化疗的副作用。

【临证参考】

蟾蜍具有一定的毒性，一般做成中成药使用，自行服用时要严格掌握剂量。

47. 蟛蜞头

【原文释义】

蟛蜞头又称马兰头、紫菊、阶前菊、红梗菜、路边菊、蟛蜞菊等，生长在崇明田间小道，春季可以采摘尖头食用。

【中医延伸】

马兰头，味苦、辛，性平、微寒，无毒，具有清热止血、抗菌消炎作用，适用于吐血鼻衄、急性肝炎、咽喉炎、扁桃体炎、腮腺炎和乳腺炎等症。

【临证参考】

马兰头叶需要在滚水中焯一下，凉拌后食用，否则有苦涩味。

48. 摊面饼

【原文释义】

崇明上沙有摊面饼的习俗。摊面饼也叫“荞麦油摊”，即用荞麦面做成春卷皮。正月半、六月六、腊月二十四等日子崇明人有吃荞麦油摊的习俗。

【中医延伸】

荞麦味甘、性凉，归脾、胃、大肠经，能开胃宽肠、下气消积，可治绞肠痧、肠胃积滞、慢性泄泻、噤口痢疾、赤游丹毒、痈疽发背、瘰疬、汤火灼伤等。

【临证参考】

荞麦茶目前主要用于养生保健。

49. 丝瓜麻络

【原文释义】

崇明人说的麻络，是指丝瓜络。

【中医延伸】

丝瓜络，味苦、性凉，归肺、肝、胃经，能通经活络、解毒消肿，主治胸胁疼痛、风湿痹痛、经脉拘挛、乳汁不通、肺热咳嗽、痈肿疮毒、闭经等症。崇明人常将丝瓜络放在高汤内炖煮，可以起到通乳、开胃、化痰的功效。一些产妇将丝瓜络与鲫鱼、猪蹄、腰花煨汤，喝下后发现乳汁分泌旺盛。如果将丝瓜络和肉汤炖煮，不仅可以通乳，而且可以起到催奶的效果。

【临证参考】

专家建议产妇出现乳汁分泌不畅、乳房包块时，可以在中医的指导下，适当服用丝瓜络汤膳，以通畅乳腺。

50. 黄眼藤 / 野孛桃

【原文释义】

黄眼藤，一种藤蔓植物，崇明上沙叫黄眼藤，下沙叫野孛桃藤。

【中医延伸】

黄眼藤，味甘、性平，无毒，具有行血、消积的功效，主治吐血、腹胀癥积、筋骨伤痛、痔疮、遗精、白浊等症。

【临证参考】

黄眼藤这味药目前比较少用，民间使用也不多见。

51. 黄说郎

【原文释义】

到崇明菜场，经常会听到“黄鼠狼”的叫法，其实是“黄说郎”，只是发音比较接近“黄鼠狼”而已。黄说郎又名黄公灵、黄牯头、昂刺鱼等。每年 4~5 月产卵，雄鱼有掘坑筑巢和保护后代的习性。

【中医延伸】

“黄说郎”性平味甘，能益脾胃、利尿消肿。《医林集要》说其可治水气浮肿，其中鱼鳔具有健脾、补肾、利水的功效，适用于脾肾气虚而致的水肿、小便白浊、头晕膝酸、神疲乏力、食欲不振等症。

【临证参考】

凡阴虚阳亢、血分有热、胃火炽盛、肺有痰热、外感热病者慎食此鱼。

人体结构篇

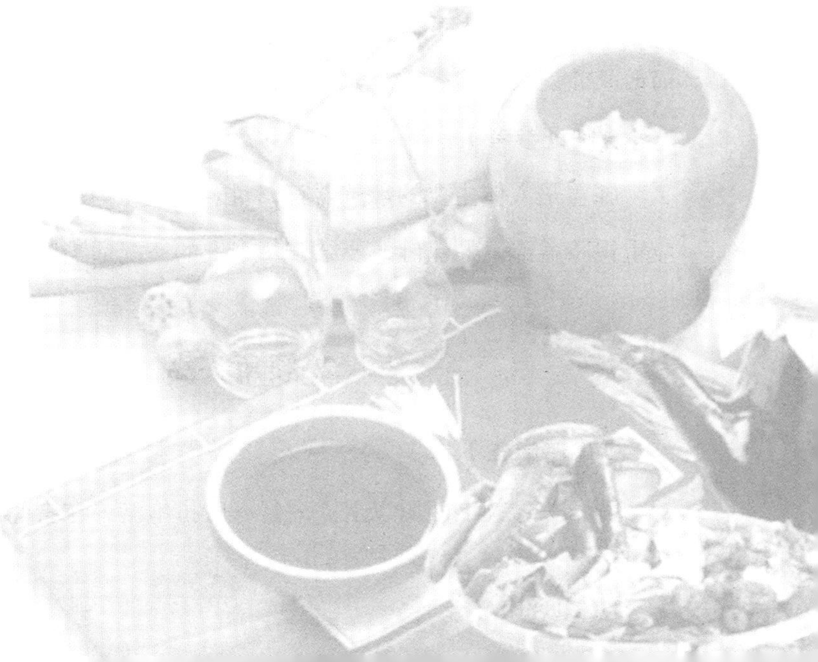

1. 膝馒头——膝盖

【俗语解释】

馒头，一种用面粉发酵蒸成的食品，形圆而隆起。本有馅，后北方称无馅的为馒头，有馅的为包子。膝馒头为崇明方言，又称膝盖。《海上花列传》第二十一回："难为仔两个膝馒头末，就晚歇也无啥。"

【中医延伸】

膝盖是人体骨骼的组成部分，在下肢，由大腿骨（股骨）与小腿的胫骨和腓骨以及髌骨等构成膝关节。在股骨和胫骨之间有两个大的软骨盘，分别称为内侧半月板和外侧半月板。股骨前下端有槽，上有髌骨在槽内自如地上下移动，这些关节表面的软骨能吸收震动，承受压力。

【临证参考】

膝盖是人体主要的承重器官，对老年人尤为重要。老年人应重视膝盖部位的保健，要结合每个人的情况适当锻炼。

2. 额角头高

【俗语解释】

额角头，额上两眉以上。高，一般指饱满，在崇明说额角头高说明运道好、运气佳，即天庭饱满的意思。天庭是古代神话传说中玉皇大帝的宫廷，是统领三界内外、无尽虚空宇宙运转的权力中心。

【中医延伸】

在中医学中天庭是人体部位名，又名阙庭，指额的中央，是望诊头面部疾患时诊视内容之一。天庭又为经穴别名，即神庭穴，按压此穴具有宁神醒脑、降逆平喘的功效，主治癫狂风痫、惊悸不安、头痛、眩晕、目赤肿痛等头面五官及神志疾患。

【临证参考】

人体头面部是手足三阳经络汇聚的场所，故面部的针灸、按摩等均可治疗多种疾病。

3. 望星宿

【俗语解释】

星宿，读作星秀（音），崇明话中有乌霉星、白虎星等，都比喻灾星、带来不吉的人。其中白虎星是西方七宿之一。青龙、白虎、朱雀、玄武四大神兽，其名称源于中国古代天文学中的四象：东苍龙、西白虎、南朱雀、北玄武。

【中医延伸】

中医汤剂的命名，有些源于古代占卜、星象学中的名词，其中白虎汤、青龙汤等便是很好的例子。《伤寒论》中的青龙汤有大青龙汤和小青龙汤之别。大青龙汤（麻黄、桂枝、甘草、杏仁、石膏、生姜、大枣）具有发汗解表、清热除烦的功效，主要用于发热恶寒俱盛、全身疼痛、无汗烦躁、脉浮紧有力者。小青龙汤（麻黄、芍药、细辛、干姜、甘草、桂枝、半夏、五味子）具有解表化饮、止咳平喘的功效，主要用于恶寒发热、无汗、咳嗽喘促、痰多而稀、不渴饮、肢而浮肿，舌苔白、脉浮或浮滑者。白虎汤由石膏、知母、甘草、粳米四味药物组成，具有清热生津之功效，主要用于中医所说的“四大症”：身大热（高热）、汗大出（大汗）、口大渴（口渴）、脉洪大。玄武汤（到清康熙时改称真武汤）由茯苓、芍药、生姜、白术、附子组成，具有温阳利水之功效，源于“水神端坐镇北方，取名真武因卦象”，主要用于阳虚水泛证，症见畏寒肢厥、小便不利、心下悸动不宁、头目眩晕、身体筋肉瞤动、站立不稳、四肢沉重疼痛、浮肿、腰以下为甚，或腹痛、泄泻，或咳喘呕逆，舌质淡胖，边有齿痕，舌苔白滑，脉沉细。

朱雀汤目前尚无定论，一般认为是黄连阿胶汤，其主要由黄连、阿胶、黄芩、芍药、鸡子黄组成，具有养阴泻火、益肾宁心的功效，可治少阴病“得之二三日以上，心中烦，不得卧”。

【临证参考】

青龙汤和白虎汤一般用于中医外感病，目前临床多用于治疗肺炎、慢性支气管炎、哮喘等外感风热或风寒表邪，内有湿热水饮停阻的证候。玄武汤（真武汤）一般用于阳虚水泛之证，现代常用于治疗急慢性肾炎的水肿、腰痛等症。朱雀汤（黄连阿胶鸡子黄汤）一般用于治疗阴虚火旺之失眠、多梦、心烦等症。

4. 脉气

【俗语解释】

脉气，崇明人也叫脉窠、脉象。看病时，病人常常会问医生脉气怎么样。

【中医延伸】

脉气，中医学名词，指脉搏的形象与动态，为中医辨证的依据之一。脉动应指（指头）的形象称为脉象，包括频率、节律、形态、充盈度等。中医认为脉象与人体五脏六腑密切相关，脉象的变化可反映出五脏六腑的变化。

【临证参考】

脉诊只是四诊中的一种，疾病的诊断要做到望闻问切四诊合参，才能准确。

5. 脉窠

【俗语解释】

脉窠指中医医师为病人切脉时定位脉象的位置。

【中医延伸】

中医把脉有三种，最早使用三部诊脉法，即诊人迎脉、寸口脉、趺阳脉。汉代以后始独取寸口。一般把寸口，即手腕横纹处（手向内弯形成褶皱处），其中桡骨茎突为“关”，关之前（腕端）为“寸”，关之后（肘端）为“尺”。诊脉时依次用食指、中指、无名指按压寸口、关上、尺中，简称寸、关、尺。

【临证参考】

脉诊只是四诊（望闻问切）中的一个分支，中医诊治疾病，讲究望闻问切四诊合参，切记不要把中医等同于看舌或把脉。

6. 脱经脱脉

【俗语解释】

脱经脱脉形容人全身无力、无精打采的样子。

【中医延伸】

经脉属于中医学的经络系统。中医学认为经络是人体运行全身气血、联络脏腑、沟通内外、贯穿上下的通路，人体各脏腑之间的相互联系主要是靠经络的沟通联系作用实现的。中医学把人体经络系统分为十二经脉、十二经别、奇经八脉、十五络脉、十二经筋、十二皮部等。其中经脉以十二经脉为主。

【临证参考】

经络系统是针灸、推拿、按摩等治疗方法的理论基础，掌握经络系统的分布和循行规律，对于保健、养生和疾病的治疗具有很好的指导意义。

7. 脚孤郎（脚茄子、手茄子）

【俗语解释】

脚孤郎、脚茄子、手茄子均为崇明俗语，并不是什么“郎”、什么“茄子”，而是指小腿。“脚茄子”为人体的“脚踝”，相应的，手茄子为“手腕”。

【中医延伸】

踝骨是小腿的胫骨腓骨最下端与脚部的结合点，分为内踝（胫骨下端）与外踝（腓骨下端）。正常站立状态下外踝离地高度小于内踝的离地高度。

【临证参考】

临床上“脚孤郎”仅作为一个诊治疾病的部位。

8. 精赤骨膪

【俗语解释】

崇明话“精赤骨膪”，一般是指光着膀子，上身不穿衣服。在夏天，人们为了凉快，尤其是男性，往往会光着膀子。

【中医延伸】

中医学中有句话叫“汗不当风”，就是说出汗后不要受风，否则容易出现发热、感冒、咳嗽、关节疼痛等病症。因为出汗时，人体肌表腠理开泄，毛孔大开，如果此时风邪入侵，就会导致风寒、风热等袭表，造成营卫不和而发病。

【临证参考】

光着膀子不光形象不好，而且容易受风，因此建议人们不要为了一时的凉爽而为今后的健康埋下祸患。

9. 合扑拉

【俗语解释】

合扑拉指人体伏着地面，一般指人跌跤时脸朝下。有时会说“合扑拉跌弗特”，比喻人有真才实学在肚里，俯身跌倒也跌不掉真本事。

【中医延伸】

中医学中的厥证一般会出现跌倒在地、人面朝下的情况，此多为气机逆乱、升降失调、气血阴阳不相接续所致，以突然昏倒、不省不事，或伴有四肢逆冷为主要表现。病情轻者，一般在短时间内苏醒，醒后无偏瘫、失语及口眼㖞斜等后遗症；病情重者，则昏厥时间较长，甚至一厥不复而导致死亡。

【临证参考】

出现跌倒在地的情况，一般均属于急救范畴的疾病，要及时采取应急措施并拨打120。要注意观察。有些疾病发病后不是马上出现症状，而会有延迟反应，如脑溢血、脾破裂等，若不仔细观察，往往会延误病情。

10. 赤脚波倒

【俗语解释】

赤脚波倒也常被说成赤脚，指人光着脚丫。一般是指夏天人们为了凉快，光脚走路或干农活，也指不穿袜子直接穿鞋。

【中医延伸】

中医学认为，人之足，犹如树之根，人老足先衰，树老根先枯。足与人体健康息息相关。从中医经络来讲，有6条重要的经络循行于足。寒从脚起，意思是寒冷从脚下生起。

因为人的足部距离心脏最远，最易受到寒邪侵袭。因此，足部保暖很重要。

【临证参考】

脚直接与地面接触易受寒，不建议赤脚行走，同时要做好脚部的保暖工作。

疾病及诊治篇

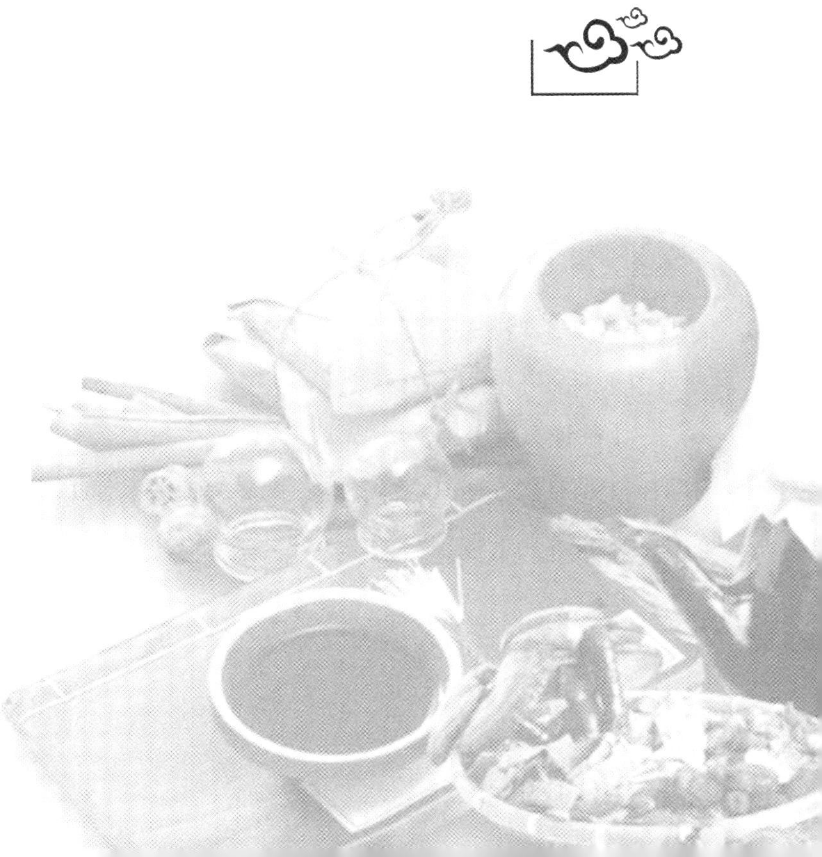

1. 发圈病

【俗语解释】

崇明地区把癫痫俗称“发圈（juān）病”。病发时，患者往往突然昏倒，四肢抽搐，口吐白沫，声似羊鸣，所以又叫作“羊癫风”。

【中医延伸】

现代医学认为癫痫是慢性反复发作性短暂脑功能失调综合征。该病是脑部兴奋性过高的神经元异常放电，引起阵发性大脑功能紊乱所致，临床可表现出抽搐及感觉、行为、意识和内脏功能的障碍。中医往往认为癫和痫有别：如病人神志抑郁、表情淡漠、神识痴呆、寡言少语、闷闷不乐，甚至哭笑无常、面壁而泣，则为癫证；病人出现突然昏倒、口吐白沫、两眼上视、四肢抽搐、过时苏醒、醒后如常，则为痫证。

【临证参考】

无论是癫证还是痫证，均属于难治性疾病，容易反复发作，应引起足够的重视。

2. 皮肤黄得像“黄金瓜”

【俗语解释】

崇明人把皮肤黄染形容成“黄金瓜”，此现象一般多为中医学中的黄疸、胆胀等疾病，相当于现代医学所描述的皮肤黄染。

【中医延伸】

黄金瓜味甘、性寒，无毒，归心、胃经，具有清热解暑、除烦止渴、利尿的功效，可用于暑热所致的胸膈满闷不舒、食欲不振、烦热口渴、热结膀胱、小便不利等症。由于含有丰富的钾，它可以帮助控制血压，并能预防中风。黄金瓜含有丰富的植物纤维，因此可以有效地缓解便秘；含有维生素 A，这对保持皮肤的健康有益；含有叶酸，这对孕妇特别重要，有助于胎儿健康，甚至可以预防宫颈癌和骨质疏松症。

【临证参考】

黄金瓜一般作为蔬菜食用，很少入药。

3. 发痧（痧病、黑痧）

【俗语解释】

痧病，黑痧，俗称发痧。崇明人还称其为“臭毒”“青筋”“瘴气”，古称中暍。

【中医延伸】

发痧是一种以突然感觉全身无力、四肢懒怠，或者全身或局部关节酸楚、恶心、不想吃饭、头痛头晕，严重时体温极高、脉搏迅速、皮肤干热、肌肉松软、虚脱及昏迷为特征的病症，多由于暴露于高温环境过久而引起体温调节机制功能障碍。中医认为该病的发作不外乎内外之因：内因系肺气不足，肺主荣卫，肺气不足，不能抵御外敌入侵；外因系环境之中空气污浊，湿热蒸腾。

【临证参考】

痧病有风痧、丹痧、发痧、暑痧等多种类型，目前以暑痧较为多见。治疗中要分清引起发痧的原因，方能辨证论治。

4. 发寒热

【俗语解释】

“发寒热”为江苏地区方言，崇明部分地区也有“打摆子”这一说法，崇明也说成是“发寒热”。

【中医延伸】

医学中的打摆子是疟疾的俗称。疟疾是由疟原虫引起的传染性寄生虫病。典型发作者，先发冷颤抖，皮肤起鸡皮疙瘩，面色紫绀，半小时到 1 小时后体温迅速升高，头痛面红，恶心呕吐，全身酸痛，神志模糊，胡言乱语，持续 4~8 小时后体温下降，全身出汗，部分患者口鼻出现疱疹，日久未治者可并发巩膜黄染、贫血、肝脾肿大等疾患。中医又根据其寒热的多少或发病时间分为正疟、温疟、寒疟等，并根据证型分别论治。

普通意义上的“发寒热”，就是中医所谓的外感风寒发热，一般为受凉引起。民间常通过喝姜汤，吃葱根、豆豉等食疗，中医则用麻黄汤、桂枝汤等分别治疗表实、表虚证。

【临证参考】

疟疾是由蚊子（按蚊）传播的，其患病者和无症状的带虫者都是传染源。疟疾目前在国内较为少见，治疗药物可用青蒿素、蒿甲醚、氯喹、伯氨喹等。普通的感冒可通过喝热水、适当出汗、服用中西医感冒药治疗，一般 7 天亦可自愈。

5. 西娘枂

【俗语解释】

“西娘枂”为崇明俗语，相当于现代医学的淋巴结炎或淋巴结肿大。

【中医延伸】

淋巴结炎是细菌沿人体淋巴管侵入淋巴结所致，但并不是每个人遇到细菌感染都会发生淋巴结炎，只有在人体抵抗力下降时，才容易发生本病。引发本病的细菌常为金黄色葡萄球菌和溶血性链球菌。在人们生活中，常有人在患感冒或其他感染性疾病后，颈部、耳后、腋下或腹股沟处可出现如玻璃球大小的结节，局部红肿压痛，按之坚硬，此即患了淋巴结炎。在中医学中该病多属于痈病，多因热毒蕴蒸、气血壅滞所致，以患病肌肤部位红肿热痛、光软无头，伴寒热口渴，易肿、易脓、易溃、易敛为主要表现。痈之大者又称之为“发”，如背部突出大痈，称为“发背”，病情较凶险。

【临证参考】

多种疾患如口腔感染、牙龈炎、急性咽炎等，均可引起淋巴结发炎。一旦发炎，要尽快明确病因，对症治疗。

6. 小孛棱

【俗语解释】

“小孛棱”是一种疖肿病，崇明人又叫其生毒气、小疖子。

【中医延伸】

疖肿在医学中是一种化脓性毛囊及毛囊深部周围组织的感染。疖肿可能由细菌感染、空气或食物过敏、生活压力、卫生不洁、生病、抵抗力差、服用药物、吃过多垃圾食物所引起。除了疖肿之外，我们还常听到“痱子”这种皮肤病。痱子又被称为“粟粒疹”，是由于高温闷热环境中出汗过多且不易蒸发，致使汗腺导管口阻塞，汗液潴留后汗管破裂，汗液外溢渗入周围组织而引起的浅表性炎症反应。中医学认为此类疾患多由于内有湿热毒邪、外有风热痹阻、津液代谢不畅、局部气血运行不畅导致局部肿胀发红。

【临证参考】

临床上疖和痱的治疗有所区别，要注意区别对待。

7. 黄痱子当发背

【俗语解释】

痱子较轻，发背较重。此句话比喻把很小的事情夸大，也比喻过分紧张。

【中医延伸】

痱子亦称“粟粒疹”，是由于高温闷热环境中出汗过多且不易蒸发，致使汗腺导管口阻塞，汗液潴留后汗管破裂，汗液外溢渗入周围组织而引起的浅表性炎症反应。痈疽，是发生于体表、四肢、内脏的急性化脓性疾患，是一种毒疮。痈发于肌肉，红肿高大，多属于阳证；疽发于骨之上，平塌色暗，多属于阴证。痈疽可见局部肿胀、焮热、疼痛及成脓等症。

【临证参考】

痱子一般是浅表性炎症，而痈疽一般指现代医学视野里皮肤的毛囊和皮脂腺受细菌感染所致的化脓性炎症，病原菌多为金黄色葡萄球菌。

8. 齁鸡叫

【俗语解释】

齁，原意有三：①鼻息声，齁声；②吃太咸或太甜的东西后喉咙不舒服，如“这咸菜真齁人”；③方言“很”“非常”之义，如齁苦，齁咸，齁冷。崇明所谓的“齁鸡叫”即为喉中有痰鸣音。

【中医延伸】

中医有关“齁鸡叫”的描述，大多与哮喘有关。哮喘是一种以呼吸喘促，甚则不能平卧，喉间有哮鸣声为主要临床特征的疾病。哮喘的发生，主因为宿痰内伏于肺，外邪袭人或饮食不当，或情志不调，或劳倦体虚等因素所诱，以致痰阻气道、肺气壅塞而发病。故其发作期的基本病理变化为“伏痰”遇感所触，痰随气升，气因痰阻，相互搏结，壅塞气道，肺气不利。

【临证参考】

中医学认为哮、喘有别：哮病相当于现代医学的哮喘；喘证则相当于慢性支气管炎、肺气肿之类的疾病。现代医学的哮喘的治疗原则不外乎解痉、平喘、抗炎；中医治哮病以治痰为主，再根据寒热虚实辨证论治。

9. 发黑痧

【俗语解释】

崇明地区经常听见说某某发黑痧，发黑痧一般与暑热天气和体质虚弱有关。

【中医延伸】

中医学中发痧主要症状为头昏脑胀、头痛、四肢沉重、全身无力、胸闷气短、低热不退、心烦多汗、倦怠嗜睡等。患病者多是体质虚弱、脾胃功能欠佳者，故在暑湿气盛的夏季易发。

【临证参考】

发痧的病人，其胃肠道的消化功能一般较差，因此要少吃或不吃油腻性食物，多吃些蔬菜、瓜果等清爽易消化的食品。同时可常服藿香正气水清暑化湿，以恢复胃肠的正常生理功能。

10. 田鸡鼓

【俗语解释】

崇明人所称的“田鸡鼓”，实际上是腮腺炎，主要发于冬春季节。儿童突然出现腮部肿胀，把耳垂托起，故又称“衬耳风”。多数患儿由一侧蔓延到两侧，使面颊肿胀得胖鼓鼓的，好像青蛙（俗称田鸡）一样，因而又称“田鸡鼓”。这种病传染性强，往往很快在儿童中流行开来，所以又称“虾蟆瘟”。

【中医延伸】

此病中医学中叫痄腮，现代医学称其为流行性腮腺炎，是儿童和青少年中常见疾病，多见于4~15岁的儿童和青少年，亦可见于成人，好发于冬、春季，在学校、托儿所、幼儿园等儿童集中的地方易暴发流行，曾在我国多个地方发生大流行，成为严重危害儿童身体健康的疾病之一。中医在该病的治疗方面独具特色，如仙方活命饮（炒皂角刺、当归尾、甘草、赤芍药、乳香、没药、防风、贝母、陈皮等）、五味消毒饮（野菊花、蒲公英、紫花地丁、紫背天葵子、金银花）等清热解毒的中药方剂，对其均具有较好的疗效。

【临证参考】

流行性腮腺炎由腮腺炎病毒所引起，该病毒主要侵犯腮腺，也可侵犯各种腺组织、神经系统及肝脏、肾脏、心脏、关节等器官。除腮腺肿痛外，还可出现脑膜炎、睾丸炎、胰腺炎等病症。一旦确诊，需要及早治疗。

11. 瘦叽叽

【俗语解释】

崇明人把食量大又容易饥饿叫作瘦叽叽，相当于中医学中的消谷善饥。

【中医延伸】

消谷善饥为中医症状名，指食欲亢进，进食量多，易感饥饿；多由脾胃热盛、阴虚火旺导致；多见于糖尿病、甲状腺功能亢进等疾患。在古文献中一般称其为“中消”，以区别于“上消”“下消”。

【临证参考】

临床出现此类证候，多伴有口干、乏力、汗出、小便短赤、舌红等症状，可给予滋阴清火治疗。如出现腹痛、大便秘结、恶心等中焦热盛证，可采用清火润胃的治疗法则。

12. 肚里穿（肚皮射）

【俗语解释】

崇明话中，“肚皮射”“肚里穿”是指腹泻。崇明人认为是肚里不结实导致的。

【中医延伸】

腹泻中医学中又称泄泻，是指感受外邪，或由饮食所伤，或情志失调，或脾胃虚弱，或脾肾阳虚等原因引起的以排便次数增多、粪便稀溏，甚至泻如水样为主要特征的病症。一般根据病因病机运用淡渗、升提、清凉、疏利、甘缓、酸收、燥脾、温肾、固涩的方法治疗。

【临证参考】

腹泻临床上要分清原因，细菌感染、病毒感染、功能性改变都可导致腹泻，不同原因的腹泻治疗原则有所不同。

13. 轧牙齿

【俗语解释】

“轧牙齿”是崇明俗语，指夜间睡觉磨牙。长期反复的夜间磨牙是一种疾病，常见于小孩。

【中医延伸】

磨牙症是指人在睡眠或醒着时上下牙齿无意识地彼此磨动或紧咬的行为。夜间磨牙，可发生于任何年龄，多见于儿童及青少年，是睡眠障碍的一种表现。夜间磨牙与心理因素、牙齿咬合因素以及血压波动等因素有关。按民间的说法，夜磨牙是患者肚子里有“虫”引起的，但这并不准确全面。

【临证参考】

偶尔因饮食等不适引起的磨牙，一般会自行好转；长期反复的磨牙，要尽快明确原因。

14. 蛸蟒臌

【俗语解释】

蛸蟒，是崇明当地一种像毛蟹的小螃蟹。蛸蟒臌是一种腹水病症，因腹部鼓起如蛸蟒的样子而得名。

【中医延伸】

臌胀，中医病名，是指腹部胀大如鼓的一类病症，临床以腹大胀满、绷急如鼓、皮色苍黄、脉络显露为特征，故名臌胀。本病的临床表现类似现代医学所指的肝硬化腹水，包括病毒性肝炎、血吸虫病、胆汁淤积、营养不良等多种原因导致的肝硬化腹水。中医学认为臌胀主要责之于肝脾，久则及肾，基本病机为肝脾肾受损，气滞、血瘀、水停于腹中。本病多属本虚标实之证。标实为主者，当根据气、血、水的偏盛，分别采用行气、活血、祛湿利水或暂用攻逐之法，同时配以疏肝健脾之法；本虚为主者，当根据阴阳的不同，分别采取温补脾肾或滋养肝肾法，同时配合行气活血利水。

【临证参考】

患者出现腹水，应该尽快明确病因，鉴别肝源性、肾源性、心源性等不同病因。中医治疗该病，多以本虚标实病机出发，故多采用攻补兼施之法，补虚不忘实，泻实不忘虚。

15. 芥菜子肚皮

【俗语解释】

芥菜是十字花科芸薹属一年生的常见蔬菜。“芥菜子肚皮”指某人小气，不大度。

【中医延伸】

芥菜，味辛、性温，具有宣肺豁痰，温中利气之功；主治咳喘痰多、胸满胁痛、肢体麻木、关节肿痛、湿痰流注、阴疽肿毒等症。

【临证参考】

芥菜含有维生素 A、维生素 B、维生素 C 和维生素 D，并含有胡萝卜素和大量食用纤维素，老年人及习惯性秘者尤宜食用。

16. 风瘫

【俗语解释】

风瘫，一种症状名或者病名，以肢体功能障碍为主要临床表现。

【中医延伸】

风瘫，中医病名，类似现代医学的瘫痪（半身不遂），即肢体部分或全部随意运动（伴感觉）减弱至消失；可由多种原因引发，如脑血管后遗症、神经系统病变、感染、外伤等。中医学认为此系冲任血虚，心脾失养，故宗筋松弛，不能束骨而利机关，致四肢萎弱无力。

【临证参考】

瘫痪在中医学中可按照中风、痿证及痹症治疗。

17. 风沫痰

【俗语解释】

风沫痰，即白色泡沫样痰。

【中医延伸】

中医学认为痰是津液代谢失常的产物，分为有形之痰和无形之痰。有形之痰中多与呼吸道疾病有关，又分多种颜色：白色泡沫液痰多见于支气管炎和支气管哮喘；黄色脓样痰则多为化脓性感染所致；粉红色泡沫痰则为肺水肿的特征；铁锈色痰是由肺炎双球菌引起的。无形之痰多指引起身体怪病，如神志异常、中风昏厥或肢节肿胀不利等病症的致病因素。

【临证参考】

中医学中根据痰的证候来辨证分型：痰色白而清的多为风、寒之痰；痰色黄的多为热痰；痰稠浊的多为痰湿。证型不同，治疗方法也不同，也就是说同样治疗咳嗽、咳痰，使用的药物可能完全不同。

18. 风疹雷

【俗语解释】

崇明人讲的“风疹雷”，一般理解为荨麻疹，又称之为风疹块。其症状表现为突然出现又很快消失，消失后不留任何痕迹，但又容易复发，一天中可出现数次，与风的善行数便特征相应，故名。

【中医延伸】

荨麻疹属于中医学中“瘾疹”“风瘙痒疹”“风疹块”等范畴，俗称“鬼风疙瘩”“赤白游风”。众多医家认为本病的发生，内因是禀赋不耐，外因是虚邪贼风侵袭，郁于皮肤腠理而发病，皆由“风”所致，包括外风和内风，外风为外邪，内风则与脏腑功能失调有关。

【临证参考】

中医学治荨麻疹除祛风外，特别注重和血养血、滋阴润燥，正如古人所说的“治风先治血，血行风自灭”。

19. 心嘈

【俗语解释】

“心嘈”为症状名，主要表现为胃部不适，不可名状。

【中医延伸】

《医学正传·嘈杂嗳气》载：“夫嘈杂之为证也，似饥不饥，似痛不痛，而有懊侬不自宁之状者是也。”又有火嘈、痰嘈、酸水浸心作嘈、气郁胸膈作嘈及蛔虫作嘈之分。分析其原因：有因火所致嘈杂者，兼见食已即饥，虽食不饱；若为湿痰壅盛所致者，则见气闷多痰，似饥非饥，不欲饮食；若系痰火致嘈者，则见酸水浸心作嘈，气郁胸膈作嘈。

【临证参考】

临床上胃肠炎、胃肠溃疡、幽门螺杆菌感染的患者多出现上述证候，需要分析原因，并做分型论治。

20. 印疮疤

【俗语解释】

崇明人讲的“印疮疤”，实际为褥疮，又名压疮，系身体局部长期受压使血液循环受阻，引起皮肤及皮下组织缺血而发生的水疱、溃疡或坏疽。

【中医延伸】

褥疮与中医文献记载的“席疮”相似，如《外科真诠·席疮》记载：“席疮乃久病着床之人，挨擦磨破而成，上而背脊，下而尾闾。”一般来说，长期卧床、体质衰弱、翻身不便及肢体感觉迟钝者易患褥疮。

【临证参考】

对于褥疮的护理，讲究勤翻身，注重局部血液运行流畅，保持干燥，可外用一些中药药膏，如祛腐生肌膏等。

21. 乌青块

【俗语解释】

崇明人把碰伤后或不明原因的皮下出血叫“乌青块”。

【中医延伸】

皮下出血是一种病症。根据皮下出血的直径大小及伴随情况可分为以下几种：①小于 2 mm 者称为瘀点；② 3~5 mm 者称为紫癜；③大于 5 mm 者称为瘀斑；④片状出血并伴有皮肤显著隆起者称为血肿。中医学认为乌青块是由血热妄行或者血寒凝滞、气虚不能摄血等引起，往往根据伴随证候的不同，采用不同的方法治疗。

【临证参考】

根据各自的性味和作用机理，中医所用的止血药可分为凉血止血、益气摄血、活血止血等几类。临床上一般根据病情实际选择多味止血药物合用，以起到更好的效果。

22. 精令精令

【俗语解释】

“精令精令”是形容头痛时有种针刺般的感觉。

【中医延伸】

临床有一种偏头痛，类似于崇明人所讲的精令精令，是一类阵发性且常为单侧搏动性的头痛。在美国，偏头痛造成的社会经济负担为 10 ~ 17 亿美元。在我国也有大量患者因偏头痛而影响工作、学习和生活。多数偏头痛患者有家族史。中医学将偏头痛称为头风，在此基础上，还可以细分为肝火上炎、肝阳上亢、气滞血瘀、肾精亏虚、气血不足等多个证型。

【临证参考】

中医治疗头痛，在辨证论治的基础上，可加用虫类药物如全蝎、蜈蚣、水蛭等，以增加治疗效果。

23. 精丝无力

【俗语解释】

精丝无力是指有气无力，神萎肢软。

【中医延伸】

中医学认为，肝主筋，主全身筋膜，与肢体运动有关。肝之气血充盛，筋膜得其所养，则筋力强健，运动灵活。反之，肝之功能失调，可出现有气无力、神萎肢软的症状。

【临证参考】

虽然肝主筋，但真正出现精丝无力的症状时，临床辨证为脾胃虚弱、湿热或寒湿困脾的情况较多，因为脾主四肢肌肉；而属肝之功能失调者较少。

24. 神之糊之

【俗语解释】

“神之糊之”原意是指糊里糊涂、得意忘形。

【中医延伸】

中医诊治疾病过程中，讲究对人的精气神进行观察，其中对神的观察较为仔细。一旦一个人失神，就意味着神气涣散，病情较重且预后较差。临床可见目光无神、神思昏乱、言语不清、面色无华、气息不顺、肌肉瘦削、二便失禁、手舞足蹈等。这与神之糊之具有一定的关联。

【临证参考】

中医出现失神的表现，一般预后欠佳，需要引起高度重视，并给予及时的治疗。

25. 蒸笼头

【俗语解释】

崇明人称一吃饭就出汗为“蒸笼头”，常见于小孩或体质虚弱之人。

【中医延伸】

正常出汗是机体功能正常的表现，凡异常出汗者皆属于中医“汗证”的范畴。临床上汗证既可单独出现，也可作为症状伴见于其他疾病过程中，如肺结核、甲状腺功能亢进、风湿病、糖尿病等疾病。现代医学定义异常出汗的原因是交感神经过度兴奋引起汗腺过多分泌。中医把汗证分为自汗和盗汗。所谓自汗就是无缘无故、不由自主地出汗，一般是在白天并不炎热也没有运动的情况下出现；所谓盗汗则是睡着了出汗，醒后汗止。自汗常见于气虚、气血不足、慢性病，常伴乏力、气短、畏寒等阳气虚损的症状；盗汗则多为阴虚火旺，它是肺结核、甲亢、糖尿病等疾病的常见症状。而吃饭时汗出，中医学认为是中上焦湿热或者气虚所致。

【临证参考】

在夏季，南方比较湿热的情况下，少量出汗是正常现象，只要补充足够的水分即可，不必惊慌。

26. 催死汗

【俗语解释】

崇明地区将人临死之前的大汗俗称“催死汗”。

【中医延伸】

中医学把汗证分为自汗、盗汗、战汗和绝汗。绝汗即催死汗，出汗如珠不流，复旋干也，指病情危重、正气衰弱、阳气欲脱时，汗淋漓不止，多伴有呼吸急促、四肢厥冷、脉象微弱时有时无等危症，是阳气将绝之象，多见于心衰、虚脱的病人。每可导致亡阴或亡阳，故又称脱汗。

【临证参考】

绝汗多系全身功能衰竭的表现，一般病情较重，需要中西医结合治疗。中医的独参汤、生脉饮、参附汤等可供参考使用。

27. 毒气

【俗语解释】

崇明人所称的“毒气”，一般指因内热而起的疖痱，包括中医外科的疔、疮、痈、疽等疾病。

【中医延伸】

中医学认为毒邪是导致疾病的主要原因之一，根据证候，可分为热毒、寒毒、湿毒等。热毒多伴口苦咽干、口臭、牙龈肿痛出血、口舌生疮、咽喉疼痛、便干带血、面部生油、痤疮、鼻孔出血、痔疮、手脚多汗等症状。寒毒多出现手脚冰凉、怕冷、偏瘦、性格内向、精力不足、精神抑郁、容易疲劳、面色苍白或发青、女性宫寒等症状。湿毒则多见口味甜腻、大小便不畅、痤疮、湿疹、脸色暗黄、四肢酸痛无力等症。

【临证参考】

对于毒邪的治疗，主要根据临床表现相应处理。热毒则清热解毒，寒毒则温阳祛毒，湿毒则健脾化浊。

28. 痰嚯嚯

【俗语解释】

“痰嚯嚯”形容喉咙有痰，发作有声，但又咳不出来。

【中医延伸】

中医学中的梅核气，证候多类似“痰嚯嚯”。本症临床常见于女性，30 ~ 40 岁者较多，病人感到咽部或颈部中线有团块阻塞感、烧灼感、痒感、紧迫感、黏着感等。位置常在咽中线上或偏于一侧，多在环状软骨或甲状软骨水平，其次在胸骨上区，在做吞咽动作或吞咽唾液时感觉更为明显，但吞咽饮食无碍。患者常常企图通过咳嗽、咯痰和吞咽等动作来解除上述症状，结果由于咽部频繁的运动和吞入大量空气，使原有的症状更为严重。病期较长的病人，常常伴有焦虑、急躁和紧张等精神症状，其中以恐癌症者较多见。

【临证参考】

针对这类患者，在对病因治疗的基础上，要加强心理治疗，悉心开导，解除思想顾虑。可在辨证治疗的基础上，加大疏肝理气药物的使用。

29. 偷疹眼

【俗语解释】

偷疹眼，又称针眼，医学上称麦粒肿。

【中医延伸】

现代医学认为麦粒肿是睫毛毛囊附近的皮脂腺或睑板腺的急性化脓性炎症。麦粒肿分为内麦粒肿和外麦粒肿两型，而中医学认为其多由内热瘀阻、湿热蕴结皮下所致。早期可予清热疏风治疗。

【临证参考】

轻度麦粒肿不需要治疗，中重度的麦粒肿可予专科治疗。早期可热敷，可以适当选用抗生素药物治疗。当炎症得到控制，脓液聚集形成波动感后可切开排脓。

30. 偷粪老鼠

【俗语解释】

偷粪老鼠，即肛瘘。直肠接近肛门处发生脓肿，形成瘘管，如同老鼠洞，故称“偷粪老鼠”。在崇明地区以及江苏一带，都有这种叫法。

【中医延伸】

肛瘘有一个瘘管，这个瘘管由于源源不断地有东西流出，所以靠吃药很难痊愈。中医治疗也主张手术，如挂线疗法就是中医的手术方法。肛瘘只有找到内口，将瘘管整个切开或者切除，才能根治，不再复发。

【临证参考】

肛瘘患者平时饮食应多注意，忌食辛辣、刺激性的食品。

31. 酒刺

【俗语解释】

崇明所说的“酒刺”，即医学上所说的粉刺。

【中医延伸】

酒刺俗称青春痘、粉刺、暗疮、痤疮，中医学称为面疮、酒刺，是一种毛囊皮脂腺的炎症性疾病。其发生主要与青春期皮脂分泌过多、毛囊皮脂腺导管堵塞、细菌继发感染和炎症反应等因素密切相关。主要表现为白头粉刺和黑头粉刺，或炎性丘疹、结节、囊肿，严重时还会形成脓肿，甚至破溃流脓。临床主要分为脾胃热盛或肝胆湿热两型。

【临证参考】

中医学讲究辨证论治，因人制宜，四诊合参，辨证准确，方能起效。酒刺的治疗也是如此。

32. 红鼻头

【俗语解释】

崇明或者浙江、江苏一带所称的“红鼻头”，医学上叫酒糟鼻。

【中医延伸】

酒糟鼻又名玫瑰痤疮，俗称红鼻子或“红鼻头”，是发生在面部的一种慢性炎症。目前大多数学者认为毛囊虫感染是该病发病的重要因素，但不是唯一的因素。嗜酒、辛辣食物，高温及寒冷刺激，消化、内分泌障碍等也可促发本病。中医学认为，酒糟鼻大多因不良饮食习惯、肺胃积热所致。首先应该注意不要吃刺激性太大的辛辣食品，尤其应当忌酒，注意避免冷和热的刺激，避免情绪激动、精神紧张。

【临证参考】

轻度的酒糟鼻患者可以单独使用外用药物控制。对于稍微复杂的病例，开始时可以同时使用口服和外用药物治疗，病情缓解以后，病人可以停止口服药物而单独使用外用药物。

33. 换肚

【俗语解释】

“换肚”是古代的一种说法，说人到一个陌生的地方，第一次接触当地的饮食、饮水等，会出现水土不服，主要表现为腹泻等症状，现在多指因食物结构变化使得肠胃一时不适应而导致腹泻或大便溏薄。

【中医延伸】

中医学认为腹泻或者大便溏薄，大多与脾胃升清降浊的功能失调有关，多见于婴幼儿及年老体弱的人。这类人群适应性较差，出现剧烈的饮食结构和气候环境变化时，胃肠功能难以适应新的环境，从而出现腹泻、恶心、腹部胀满不适等症状。

【临证参考】

这种情况可以通过调补脾胃的方式得到改善。但是换肚只是民间的一种说法，具体要根据腹泻的情况和原因，区别对待，以防耽误病情。

34. 绞肚肠

【俗语解释】

“肚肠”即胃肠，“绞肚肠”即为胃肠道胀满不适。现在多比喻人没事干，坐立不安。

【中医延伸】

与绞肚肠相类似的有一种疾病叫绞肠痧，又名盘肠痧。中医认为其属胃气虚，猝中天地邪恶秽污之气，以心腹绞痛为主证的一种急性病。多因暑、秽、食、积、血、痰、气阻于内而致。此病的另一种说法是干霍乱。

【临证参考】

这种类似于霍乱的疾病，与目前现代医学的传染病霍乱有一定的差别。临床上出现上述证候，应该及时就诊，明确病因，对症治疗。

35. 虚泡肿

【俗语解释】

“虚泡肿”指眼泡水肿，即眼睑水肿。

【中医延伸】

眼睑水肿常见于慢性肾脏病、肝病以及内分泌疾病的患者，特别是晨起眼睑水肿者，多考虑肾脏疾患。眼睑水肿在中医学中多属于阳水范畴，属于风邪犯肺、湿热上犯、热毒上扰等证，一般起病较快，变化较快。

【临证参考】

眼睑水肿除了上述系统疾患外，还要排除药源性、急性过敏、更年期激素失调等原因引起的水肿。

36. 打嚯鼾

【俗语解释】

崇明方言“打嚯鼾”即打哈欠，常常和伸懒腰相伴随。

【中医延伸】

打哈欠不只表示人累了或者休息不好。现代医学认为，频繁打哈欠是缺氧的表现。无聊和困倦的时候人更容易打哈欠。中医学将人常见的动作概括为“语、噫、吞、咳、嚏欠”五种，并分别对应五脏，即肝－语、心－噫、脾－吞、肺－咳、肾－嚏欠。“肾之动为嚏为欠”，一个人若老打哈欠，说明肾气不足。

【临证参考】

偶尔打哈欠是正常的生理反应，是一种自我保护；如果频繁地打哈欠，则需要进行休息或身体检查。

37. 打恶

【俗语解释】

“打恶”就是打恶心，指干呕，想呕吐又吐不出来。

【中医延伸】

中医认为，干呕的基本症状为欲吐而呕，无物（或仅呕出少量涎沫）而有声。多由胃失和降、气逆上冲引起。外感六淫、邪气犯胃、内伤七情，以及饮食不节、劳倦过度等，可引起胃气上逆而致呕吐。病机为外邪侵袭胃腑，以致胃失和降，水谷随气上逆而致呕吐。

【临证参考】

呕吐为临床常见症状，及时诊治，预后良好。若呕吐量大且反复，可引起电解质紊乱及酸碱平衡紊乱，故应及时治疗。注意饮食卫生，不暴饮暴食，忌烟酒及辛辣食物。某些对胃有刺激作用的药物也应避免应用。

38. 侬像吃了巴豆

【俗语解释】

崇明人对于腹泻不止的现象，经常会说“侬像吃了巴豆”。

【中医延伸】

巴豆为大戟科巴豆属植物巴豆树的干燥成熟果实，其根和叶均可供药用。以果实入药为主，性热、味辛，功能破积、逐水、涌吐痰涎，主治寒结便秘、腹水肿胀、寒邪食积所致的胸腹胀满急痛、大便不通、泄泻痢疾、水肿腹大、痰饮喘满、喉风喉痹、痈疽、恶疮疥癣等。

【临证参考】

巴豆有小毒，须慎用，当代中医临床极少使用。

39. 弗开心莱西，好像拉长的丝瓜脸

【俗语解释】

崇明地区形容人不开心时的表情称“拉长的丝瓜脸”。

【中医延伸】

丝瓜，属于双子叶植物药葫芦科植物，以成熟果实、果络、叶、藤、根及种子入药。丝瓜络其性凉，味甘，入肺、胃、肝经，具有祛风作用，用于治疗痹痛拘挛、胸胁胀痛、乳汁不通等症。

【临证参考】

丝瓜络有很强的吸水能力，是做鞋垫的好材料。现在经过专业的设计与加工，丝瓜络在洗浴、足部保健、装饰、玩具、坐垫等领域都有应用。成熟的丝瓜络还可以用来作厨房清洁用的抹布，环保低碳，清洁效果好。

40. 茄答答（尬哒哒）

【俗语解释】

崇明人把不感兴趣、不起劲叫“尬哒哒”，把无精打采称为“茄答答”。

【中医延伸】

茄子是常见的蔬菜之一，别名落苏、酪酥、矮瓜、茄、紫茄、白茄等。性凉、味甘，具有清热凉血、散瘀消肿的功效，可用于治疗热毒痈疮、皮肤溃疡、口舌生疮、痔疮下血、便血、衄血等症。

【临证参考】

消化不良、容易腹泻的人，不宜多食茄子。

41. 寒势势

【俗语解释】

崇明人把有点胆怯叫“寒势势”。该词把胆怯表现得淋漓尽致。

【中医延伸】

中医学认为胆属于六腑之一，又属奇恒之腑。胆呈囊形，附于肝之短叶间，与肝相连。肝和胆又有经脉相互络属，互为表里。主要功能为贮存和排泄胆汁，并参与饮食物的消化。胆的生理功能：一是贮藏并排泄胆汁；二是主决断。胆怯又称胆小怕事。中医对胆病的治疗方法主要为疏肝利胆。同时，胆汁可以入药，常用的如熊胆汁可以清热、镇痉、明目、杀虫，主治热黄、暑泻、小儿惊痫、疳疾、蛔虫痛、目翳、喉痹、鼻蚀、疔痔恶疮等症。出于环保和动物伦理观等原因，目前多用牛胆汁替代熊胆汁。

【临证参考】

中医学认为肝藏魂，胆藏清净之液。胆除了与消化系统有关外，还与人的情志密切相关。

42. 软秀秀

【俗语解释】

崇明人把脾气随和叫“软秀秀”，比喻人容易相处。

【中医延伸】

我们平常说的脾气，是指一个人的性情，是日常生活中人的普遍心理现象之一。不少青年脾气急躁，遇事容易冲动，特别是对一些不顺心或自己看不惯的事，常常容易生气或怄气。中医说到这种情况时，一般认为与肝有关而与脾无关。中医里所讲的“脾气”，其实是指脾的功能及其产生的精微物质或动力。中医学认为，脾主运化，主升清，主统血，与人的消化功能、血液的运行等密切相关。

【临证参考】

我们平素所说的脾气与中医“脾气”实际上指的是不同脏器的功能体现，临床要注意分开。

43. 甜津津

【俗语解释】

崇明形容甜的时候，多用重叠词，如“甜津津”“甜丝丝”等。

【中医延伸】

中医五味与五脏相对应：酸对应肝，甘（甜）对应脾，苦对应心，辛（辣）对应肺，咸对应肾。在五味中，脾主甜。“甘入脾”，指的是甘甜的食物具有补气养血、补充热量、解除疲劳、滋养、解毒等功效。食甘味之物可补气养血、补充热量、缓解疲劳。脾功能失调，也会出现口中发甜的现象。

【临证参考】

脾虚湿热的体质，不建议过分食用甜食，因为中医学认为过甜能生湿生热。

44. 西风茄

【俗语解释】

崇明人常形容人快活，常说“像吃着西风茄”，因为茄子一到冬天，经西风一吹，往往自行裂开，籽都流了出来。

【中医延伸】

茄子别名茄、矮瓜、落苏，果可供蔬食，根、茎、叶入药，为收敛剂，有利尿之效，叶也可以作麻醉剂。种子为消肿药，也用作刺激剂，但容易引起胃肠不适及便秘。果实（茄子）生食可解毒菌之毒。其籽具有清热止血、消肿止痛的功效，可用于热毒痈疮、皮肤溃疡、口舌生疮、痔疮下血、便血、衄血等症。

【临证参考】

中医学认为，茄子属于寒凉食物，所以夏天食用有助于清热解暑，对于容易长痱子、生疮疖的人，尤为适宜。消化功能不良、容易腹泻的人，则不宜多食。

45. 麝香弗做做阿魏

【俗语解释】

该谚语比喻不去做懂得实惠的人，而去做不懂得实惠的人。形容人迟钝，不精明。

【中医延伸】

麝香由鹿科动物麝的雄性香腺囊中的分泌物干燥而制成，是一种高级香料。如果在室内放一丁点麝香，就使会满屋清香，气味迥异。麝香不仅芳香宜人，而且香味持久。麝香在中国使用已有悠久历史。麝香味辛、性温，无毒，入心、脾、肝经；具有开窍、辟秽、通络、散淤之功能；主治中风、痰厥、惊痫、中恶烦闷、心腹暴痛、跌打损伤、痈疽肿毒等症。

阿魏是产于新疆的独特药材，具有特殊的臭味。味辛、性平，无毒，入肝、脾、胃经；能化癥、消积、杀虫、截疟；主治癥瘕痞块、虫积、食积、胸腹胀满、冷痛、疟疾、痢疾等。

【临证参考】

麝香和阿魏两种药物均具有散瘀活血作用，应该在医师指导下使用。

46. 一物降一物——犯克

【俗语解释】

一物降一物的“降”，指用强力使驯服，崇明又指犯克，多指人与人之间相互克制。

【中医延伸】

五行之间存在着相生相克的规律。相生，含有互相滋生，互相促进增长的意思。相克，含有互相制约、克制和抑制的意思。五行相生：木生火，火生土，土生金，金生水，水生木。五行相克：木克土，土克水，水克火，火克金，金克木。

相生相克，像阴阳一样，是事物不可分割的两个方面。没有生就没有事物的发生和成长；没有克，就不能维持事物的发展和变化中的平衡与协调。没有相生就没有相克，没有相克就没有相生，这种生中有克，克中有生的关系相辅相成，互相为用，推动和维持事物的正常生长、发展和变化。

【临证参考】

五行生克理论是中医理论的主要组成部分，无论是疾病的诊断，还是治疗，甚至预防保健，均包含五行生克的理论。

47. 苍蝇白芷

【俗语解释】

古代以五月初五为恶日，即不吉之日。此日家家户户插菖蒲、艾叶以驱鬼，薰苍术、白芷和喝雄黄酒以避疫。崇明话很容易把苍术白芷发成“苍蝇白芷”。

【中医延伸】

中药白术、苍术均能健脾、燥湿，治疗脾失健运、湿浊中阻之证。白术功偏补气健脾，宜于脾虚湿阻者；苍术苦温燥湿力强，宜于寒湿阻滞中焦而脾虚不明显者。此外，白术还能固表止汗、利水退肿、益气安胎，治疗气虚自汗、脾虚水肿、痰饮及胎动不安等症；苍术尚能祛风湿、发汗解表、明目，治疗风湿痹痛、外感风寒夹湿之表证及夜盲症。白术偏于健脾，故多用于脾胃气虚；苍术燥性较大，偏于祛湿，故多用于治疗湿困脾阳或湿重的“着痹”。

白芷，味辛、性温，归胃、大肠、肺经，具有消风除湿、通窍止痛、消肿排脓的功效，主治感冒头痛、眉棱骨痛、鼻塞、鼻渊、牙痛、白带、疮疡肿痛等病症。

【临证参考】

白术、苍术虽然都叫“术”，但临床使用还得辨证论治，合理选药。苍术、白芷都有芳香气味，功能燥湿除满、辟秽醒脾，在端午节还可制成香囊佩戴。

48. 拔毒气

【俗语解释】

崇明把拔火罐又叫拔毒，即吸出患者身体里的毒气。

【中医延伸】

拔火罐疗法是我国传统的中医疗法，该疗法借助热力排出罐中空气，利用负压使其吸附于皮肤，造成皮下出血。这种疗法可以逐寒祛湿、疏通经络、祛除淤滞、行气活血、消肿止痛、拔毒泻热，具有调整人体的阴阳平衡、解除疲劳、增强体质的功能。火罐种类目前主要有竹筒火罐、陶瓷火罐、玻璃火罐、角制罐、紫铜罐等。

【临证参考】

作为一种专业的治疗手段，拔火罐其实并不简单，如果不管三七二十一自行在家拔火罐，容易造成危险。生活中并不乏拔火罐时出现意外的情况。

49. 妙名丹（料名丹）

【俗语解释】

崇明话妙名丹（料名丹），指的是灵丹妙药。灵丹妙药原意是指有灵验效果的仙丹、能治百病的奇药。

【中医延伸】

其实在中医学中，灵丹妙药更体现在对药物的经验总结和应用上。中医历史上有神农尝百草的传说，说明中医学所讲的灵丹，都是长期经验总结的结果，是临床疗效确切、作用机制明确的药物和方剂。目前大家熟知的如麝香保心丸、苏合香丸、安宫牛黄丸等都是流传百年的“灵丹妙药”。所谓的妙药，除了药物本身的疗效外，其作用的发挥还在于医生的使用方法、时机选择等。可能原本只是普通的一味中药，但如果能够辨证准确，配伍合理，就能够达到意想不到的效果，所以称之为妙药。妙有巧妙的含义，使用药物，要做到熟知药性，通晓药理，斟酌再三，方能下笔，这样开出来的药物，方可称之为妙药。

【临证参考】

对中医中药而言，没有真正意义上的灵丹妙药。之所以药物疗效好,见效快,是因为使用时抓住辨证要点,准确用药而已。用在甲身上的灵丹妙药，用在乙身上不一定有效，所以千万不要相信所谓包治百病的灵丹妙药。

50. 搨烂药

【俗语解释】

“搨烂药”指在婴儿脸上抹的锅底灰，更早时也指旧时外科郎中使用的一种能使皮肉烂穿的药物。该俗语比喻对人使坏。

【中医延伸】

中药中有一类药为祛腐生肌药，具有提脓祛腐、解毒活血、生肌收敛的作用，掺敷在创面上能改善溃疡和局部血液循环，促使脓腐液化脱落，促进新肉生长。适应于溃疡日久，腐肉难脱，新肉不生者；或腐肉已脱，新肉不长，久不收口者。

【临证参考】

祛腐生肌药用于慢性溃疡比较适宜，使用时应根据溃疡阴阳属性辨证选药。若全身情况较差，气血虚衰者，还应配合内治法扶正祛邪，以促进溃疡愈合。当代中医临床由于抗生素的广泛使用，祛腐生肌药的应用已经相当较少了。

51. 打急勾

【俗语解释】

崇明把呃逆称为“打急勾”。

【中医延伸】

中医的呃逆即打嗝，指气从胃中上逆，喉间频频作声，声音急而短促。大多数情况下，呃逆是一个生理上的常见现象，由横膈膜痉挛收缩引起。健康人也可发生一过性的呃逆，多与饮食有关，特别是饮食过快、过饱，摄入较热或冷的食物、饮料时。外界温度变化和过度吸烟等亦可引起呃逆。呃逆频繁或持续 24 小时以上，称为难治性呃逆，多继发于某些严重疾病。

【临证参考】

对于呃逆的治疗，大多数情况下，喝水能够缓解，也可采用穴位按压、纸袋呼气、伸拉舌头、喷嚏止嗝等方法。

52. 提痧

【俗语解释】

提痧是指中暑时用食指、中指指关节捏背部或者颈部皮肤，致皮下出血（出痧）。在崇明及江南一带均可以听到提痧这一说法。

【中医延伸】

中暑是指长时间暴露在高温环境中，或在炎热环境中进行体力活动引起机体体温调节功能紊乱所致的一组临床症候群，以高热、皮肤干燥以及中枢神经系统症状为特征。拿捏背部或颈项部皮肤肌肉，可以增强散热效果，达到治疗中暑的目的。

【临证参考】

中医背部的大椎穴，在第 7 颈椎棘突下凹陷处，是全身阳脉的交会点，总督一身之阳，是解表退热的常用穴。

53. 狗皮膏药

【俗语解释】

刘复《〈半农杂文〉自序》：“再往下说，那就是信口开河，不如到庙会上卖狗皮膏药去！”狗皮膏药多比喻骗人的货色。崇明老百姓也把外用膏剂统一说成狗皮膏药。

【中医延伸】

膏药，是中药外用药的一种，古称薄贴。用植物油或动物油加药熬成胶状物质，涂在布、纸或皮的一面，可以较长时间地贴在患处，是中医临床常用的外治方法之一。它遵循中医辨证论治及中药的功效、主治与归经的原则，充分调动药物互相协调为用的效能，组成多味药物的复方，以发挥药物的良好效果。由于膏药直接敷贴于体表，而制作膏剂的药物大多气味较浓，再加入辛香走窜功能极强的引经药物，使膏药能渗透入皮肤，内传经络、脏腑，起到调气血、通经络、散寒湿、消肿痛等作用。

【临证参考】

中医所讲的狗皮膏药，是一种药物，并不是骗人的货色，如果对症使用，疗效很好。